サ道

タナカカツキ

講談社＋α文庫

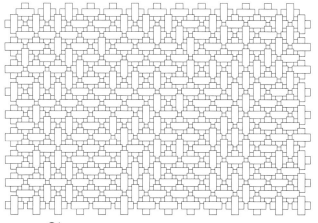

『サ道』をお読みになる、その前に

こんにちは、サウナ大使のタナカカツキです。

2013年、私は日本サウナ・スパ協会公認のサウナ大使に就任いたしました。

さかのぼって、その5年前、私はサウナなどに興味はなく、一日中パソコンに向かってコンピューターグラフィックスをやっていました。初のフルハイビジョンによる、全編CGのビデオドラッグ映像作品のリリースにむけて、作業場にこもりっきり、創作は楽しいので、よくあることですが、知らず知らずのうちに身体を酷使しておりました。とくに目の神経、肩のコリ、腰痛、鼻炎、血行不良による肌の疾患、運動不足によるあらゆる症状が出ておりました。

近所にスポーツジムができたので、これも何かの啓示だろうと通うようになりました。

そこに小さなサウナがあったのです。サウナは苦手だったのですが、できたてのサウナ室は、木の香りでとても居心地もよく、水風呂にも入り、はじめてサウナを楽しみました。ある日、水風呂から出て休憩していたら身体が痺《しび》れて、なんとも言えない気持ちのよい高揚感がやってきて、はじめてのサウナによるトランス体験をしました。さっきまで作業場で作っていたドラッグビデオの感覚がサウナと連動したのかと思ったのですが、それはまさしく、サウナの本質的な効果、体験だったわけです。

これには「道」があると直感した私は、この文庫本のもとになる『サ道』というサウナ体験記を出版しました。出版後、小さな波紋が拡がってゆきました。そのことは今回、文庫化するにあたって、あとがきマンガとして描き下ろしましたので、あわせてお楽しみください。

タナカカツキ

目　次

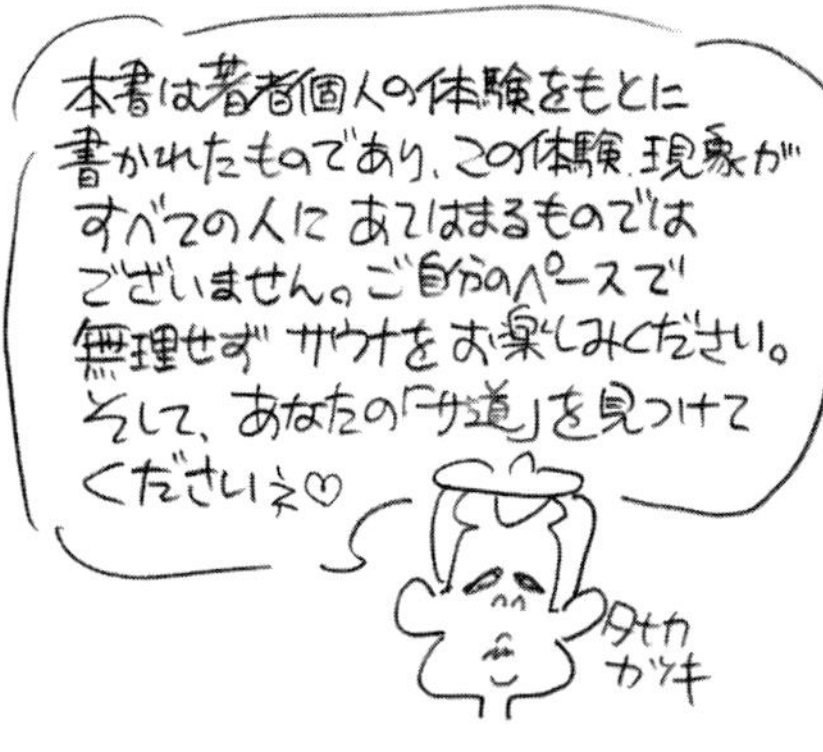
本書は著者個人の体験をもとに書かれたものであり、この体験、現象がすべての人にあてはまるものではございません。ご自分のペースで無理せずサウナをお楽しみください。そして、あなたの「サ道」を見つけてくださいぇ♡
タナカカツキ

session 001

サウナがわからない

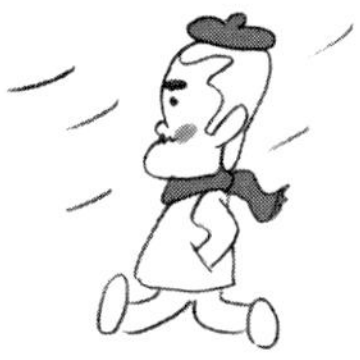

今までサウナのよさがわかんなかったんです。

入ってみたことはあったけど、なーんにもイイとは思わなかった。

蒸し暑くて、狭くて、不快。拷問みたいだなあと思ったし、中では全裸のオッサン達がひしめいていて、それも汗だく。気持ち悪っ！

ぼくはサウナが嫌いだったんです。


でも、今はちがうんです。

サウナのことがわかってしまったんですよね。

サウナのよき理解者になっちゃった。

外見や第一印象は良くなかったけど、つきあってみると中身はしっかりと頼りがいがあって……。

でも、今思えばずっと気になる存在だったんです。

遠くからチラッチラッと見てた。

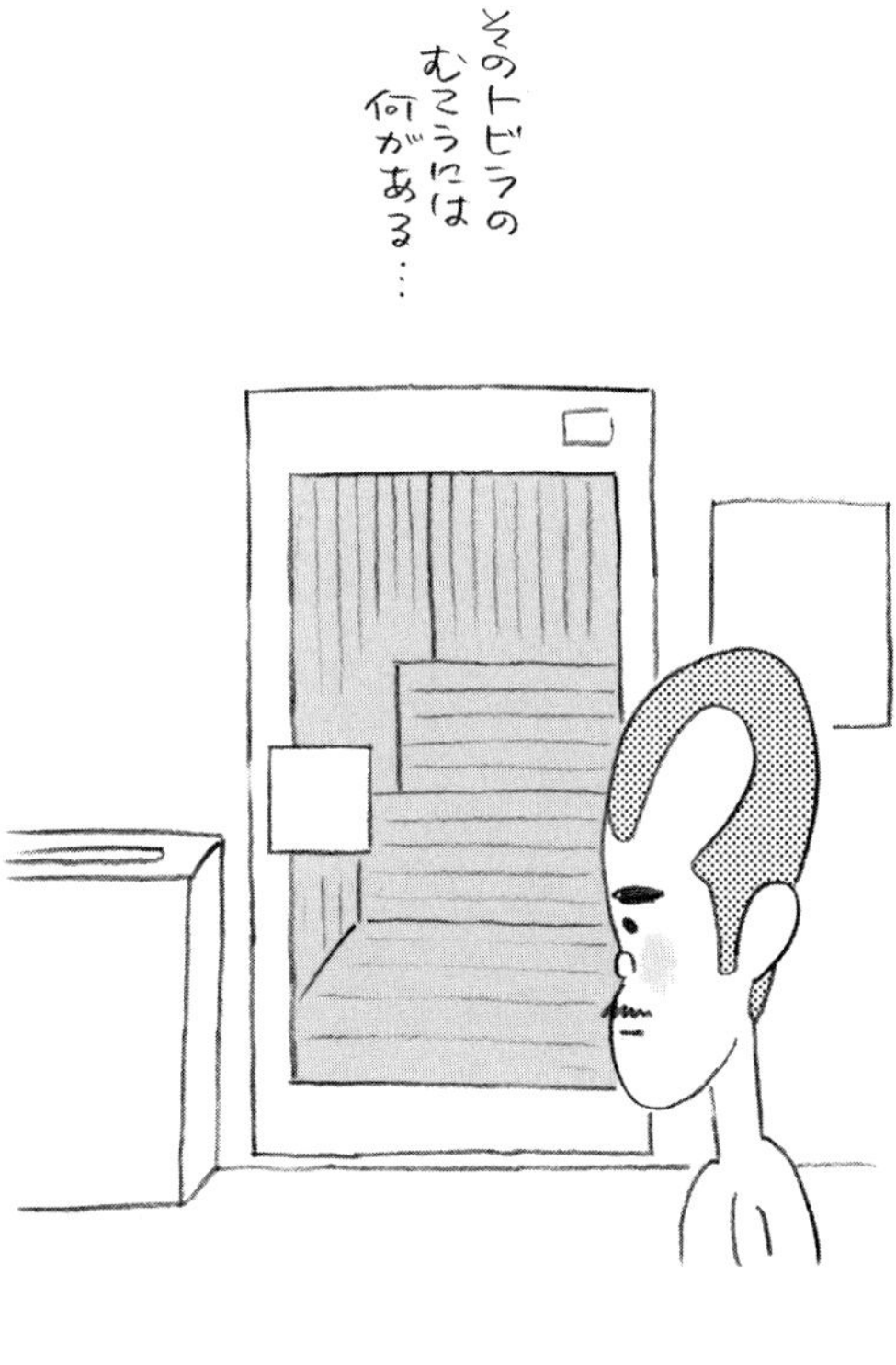
そのトビラの
むこうには
何がある…

あのトビラの向こうには何かあるな〜って。

わからなかったから、理解できなかったから嫌いになってたんですね。

でも、サウナ側も手抜かりがあったと思うんです。

サウナはわかりにくいと思います。サウナの気持ちよさはじっくりとつきあった者にしかわからない。

だから、まだ、ぼくのようにサウナがよくわからない、そんな人がたくさんいるような気もするんです。

小学生の頃に温泉に連れて行ってもらって、そこでサウナに入ってみたことがあります。

蒸し暑い場所で大人がじっとして座ってる。砂時計があって、砂が落ちるまでじっと見ている。暑い。砂漠にいるような暑さ。意味もわからないで、じっとその暑さに耐えている。この砂が全部下に落ちればみんな外に出るんだと思ったけど、砂時計が止まってしまっても、みんなまだじっとしたまま。誰かが気がついて砂時計をひっくり返す。え！　また最初から？　どうやらそれを何度か繰り返すつもりウ……。ぼくはもうガマンできなくて、サウナから脱出。顔が火照《ほて》って意識がモウロウ……。サウナの次は水風呂に入るらしいんだけど、その勇気はなく……。子供にはわからないです。

その後、何度か挑戦。

学生から社会人になるまで、機会があれば試してみた。歳をとればわかるもんだと試してはみたけど、多少の心地よさ、出たあとの爽快感はあるけど、それに費やしたガマンの度合いが見合わない。

釈然としない思いがずっと残ったまま。

そもそも「高温多湿」に対して、人は「不快」と思うはずなのになあ。

ぼくの年齢が40代に突入。年齢的にはサウナの似合う立派なオッサンになりました。俳優、故・松田優作は自宅にサウナがあったか、それとも自宅にサウナをつくるのが夢だったか、サウナがとても好きだったみたい。映画や芝居に対してありったけの愛情を注ぎ込んできた俳優、それ以外何も目に入らないような人がサウナだけは特別に気にしてたみたいで、そんな松田優作はもう、ぼくより年下になってた。いつのまに！

サウナが理解できないまま、歳だけはとっていく。焦るなあ……。


そんなとき、家の近くにスポーツジムができた。

そこには浴場もあって、サウナもあるらしい。


サウナかあ…まだ未知の世界。


でも、ぼくはサルに好奇心をプラスしたような人間です！

「未知なるものをわかりたい」と強く願う人間であります！

おもしろいと思ったことには、ありったけの意欲を注ぎ込む人間です！

ジムが近くにできたというのも何かの縁。１００％運動不足の生活を改善するいいチャンスかも！


ジムに入会してみた。

正会員。月々1万２８００円。

ここで運動不足を解消し、ステキな肉体を手に入れてみよう。

施設にあるものは全部使用して必ず元を取りたい。

まずは、続けること。気長に続けてみよう。


5階建ての建物で最上階にゴルフの練習場がある。

ゴルフはやらないから必要ないな。いや、これを機会にやるかもしれない。

4階にはランニングマシーンがズラーッと、100台はあるんじゃないかな？

3階はスタジオ、ここでヨガをしたり、エアロがあったり、いろんなプログラムがある。

2階は受付と、スポーツ用品などのお店。1階は大きなプール！

地下は浴場！　いいわ〜〜〜！

あ！　出ました！　サウナもありました。

これ、全部やったら、半日かかっちゃいますね。元を取るのも大変。

スポーツを終えて、汗をかいて、最後のお風呂がほんとうに気持ちイイ。サウナのトビラの前に立つ。

ん～～……サウナはパス。運動で十分火照った身体にサウナは無用。

なんで、サウナあるんだろ。

このスペースやっぱ、もったいないなあ。


でも、せっかくだから元を取らなきゃ。再びサウナのトビラの前に立つ。

平日の午前中の浴場は人もまばら、サウナには誰もいない。トビラを開いて中へ。


もあ～んと熱い空気。でも、ぷーんと木の香り。すごくいい香り。

腰を下ろす。しばらくはじっと。じわじわと熱気に包まれる。

蒸し暑い。この蒸し暑さがなければ、最高の場所なのになあ～と思いながらも、できたばっかりの施設だからすべてが新品。

新しい木の匂いにうっとり、ボーーッとリラックス。

それでも長くは入れない。すぐに出た。

出たところのすぐ横に、水風呂がある。

この水風呂もそういえば理解不能！　存在意義がわからない。

冷たい水に浸かるなんて罰ゲームでしょ。

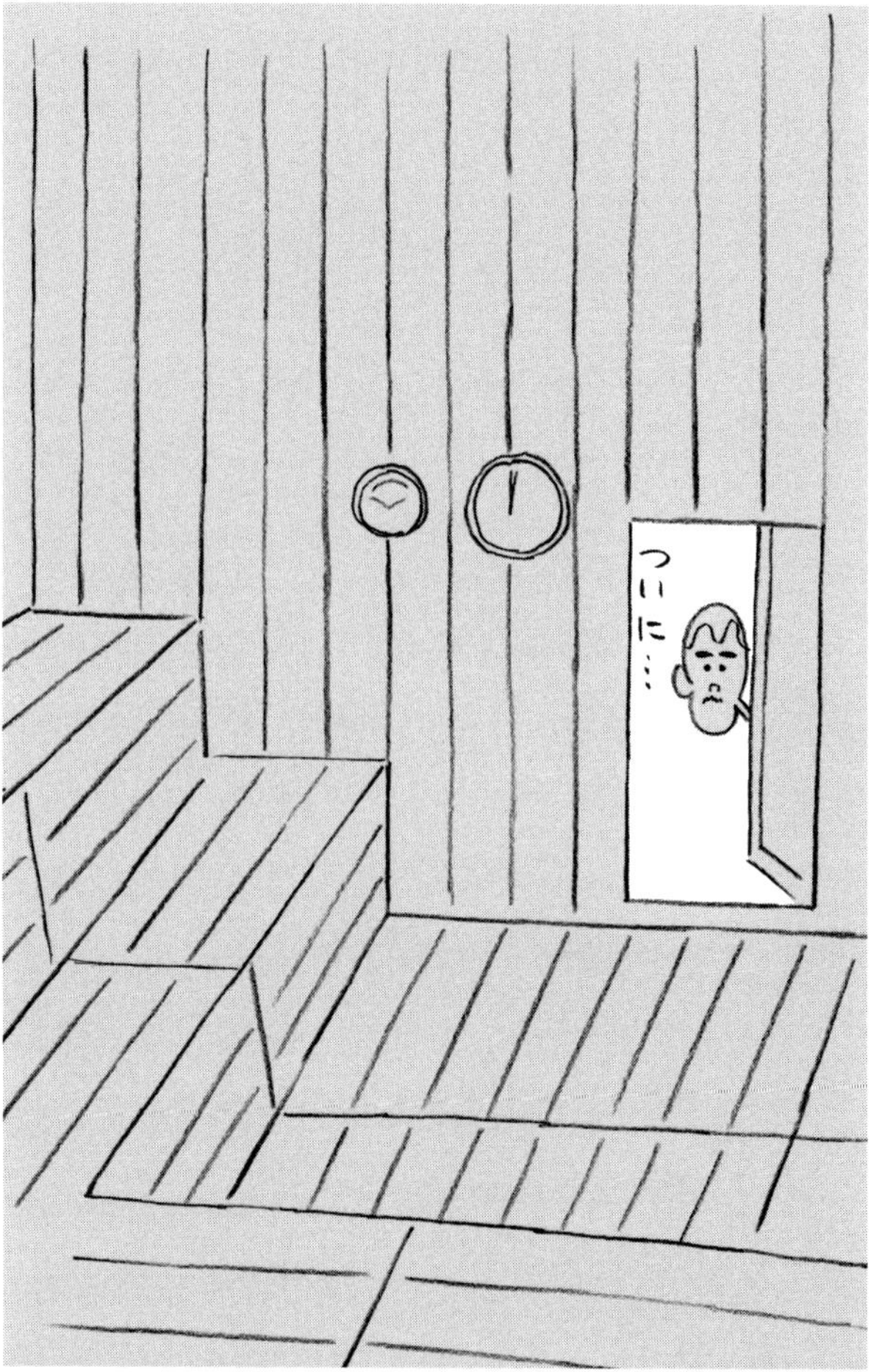
ついに……

蒸し暑いサウナに、冷たい水風呂。拷問が好きなの？


でも、せっかくだから元を取らなきゃ。

できたばっかりの新しい施設は何もかも新品できれい。

この水風呂の水もすごく透明感があって飲めそうなほど贅沢な真新しい水。人もいない。この空間は今ひとりじめ、全部自分のもの。

つま先を水の中へ入れてみた。


これが「サ道」への入り口でした。

session 002

温度の羽衣

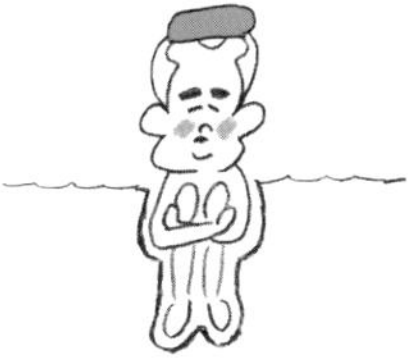

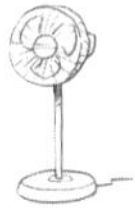

サウナに併設されているのが水風呂。

これも拷問だと思う。なぜあるのかよくわかんない。

冷たい水を浴びたければシャワーでいいんじゃないかなあ。冷水を貯めているだけのそこのスペースもったいないなあ。

水風呂……頭まで浸かりたくなるようなものなんだろうなあ。ほんらい。

入ってみた。

つま先から徐々に、膝、太もも、ブルブルブル冷た――い！

息を止めて身体を硬直。深呼吸。まだ太ももまで。

さらに膝を曲げてさらに、金玉が着水！　シワが一気に矮小！（確認してはいないが）さらに、腰までブルブルブル！　上半身と下半身の温度差がえらいことに！

いったん休憩～。ふー。深呼吸。


さらなるステップ、膝を曲げて脇腹から胸へ、乳首！　矮小！　肩！　肩までいった！　膝を閉じて体育座り！

膝を腕で覆うように身体を硬直！　息を止めて全身に力を込めて冷水に立ち向かう。全身に力を入れてればキーンとした冷たさはやってこない。でもこれは重労働。


そのうち……、少し慣れてきた。熱いお風呂に入ったときとおんなじように最初はピリピリするけど徐々に慣れてくる。

水の温度は18度、凍えるほどの冷たさでは

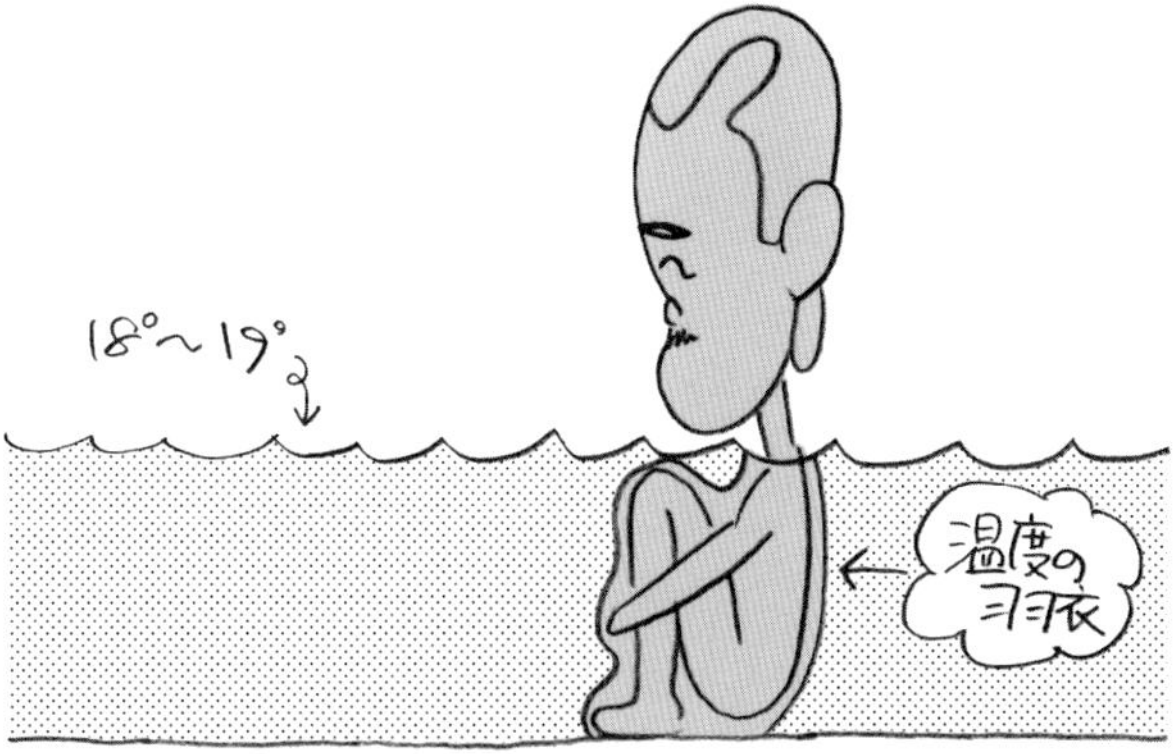

ない。

さっきまでサウナの熱に包まれていた身体は、ものすごい熱を持っているから、じっとしていれば、うす〜い温度の膜、「温度の羽衣」ができあがる。肌に冷たい水が直接触れなくなり楽になる。じっとしていればさらに羽衣の生地は厚手になってゆく。

そうか！　水風呂に肩まで浸かっていたオッサンたちは皆、この繊細な羽衣をまとっていたのか！

でもこの羽衣はどうもデリケートみたい、身体を少し動かすだけですぐに破けてしまう。

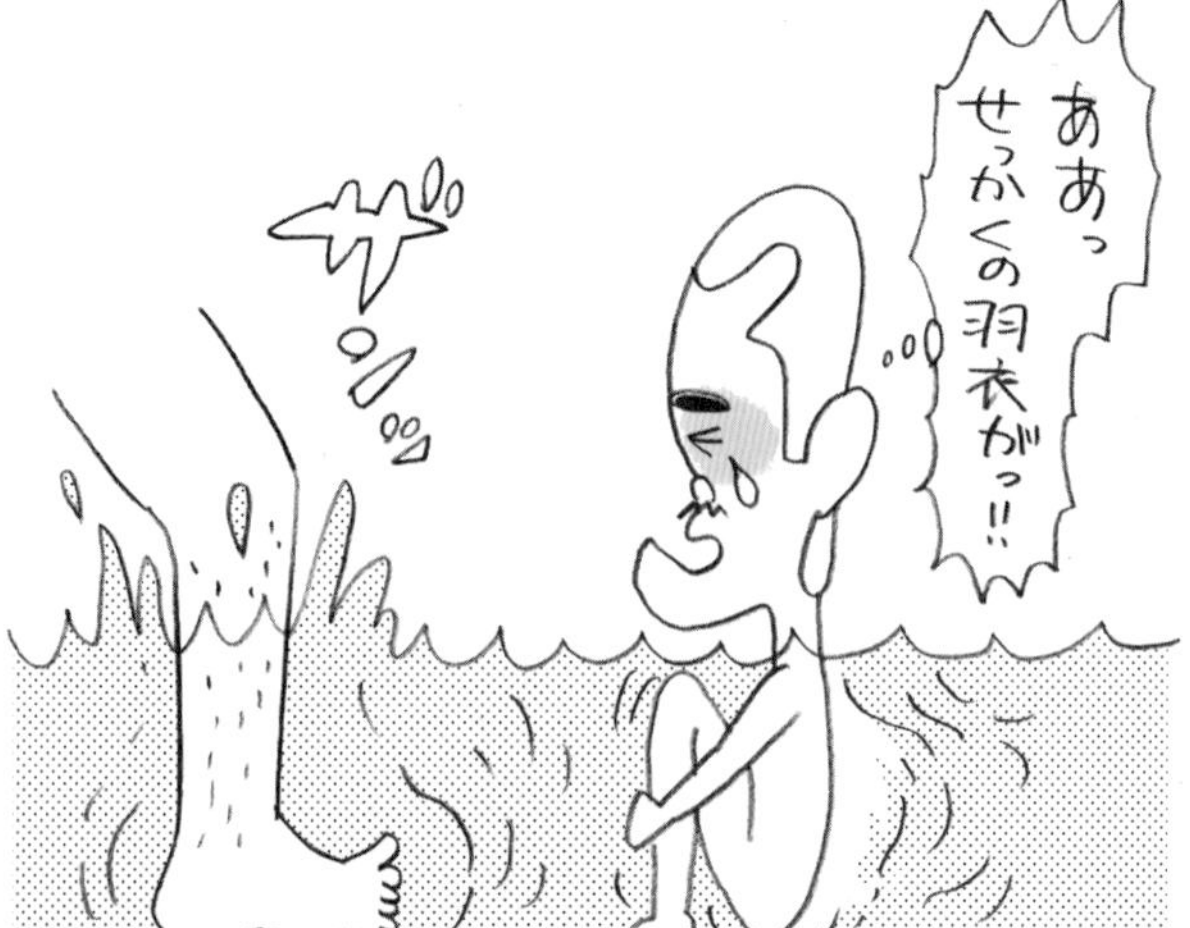

サウナの正しい入り方は、サウナと水風呂を何度か繰り返すらしい。そろそろ身体も冷えてきたので、サウナに戻ってみることにした。サ木のトビラをギ～ッと開いて中へ。あったか～～い。

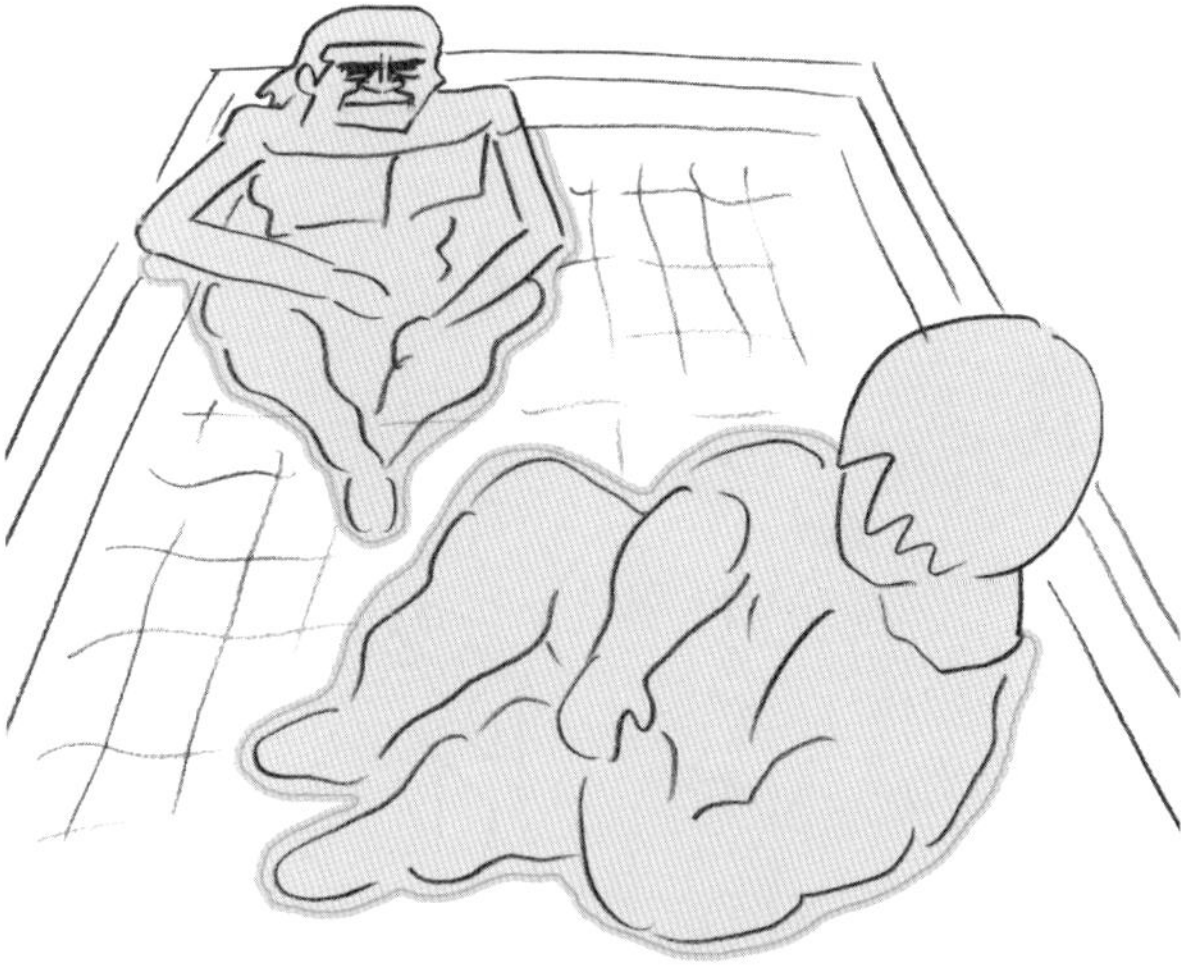

ひな壇に座る。新しい木の香りもやっぱいいなあ、目を閉じれば、森にいるよう。しばらく放心。身体がじ〜〜〜んとしてる。

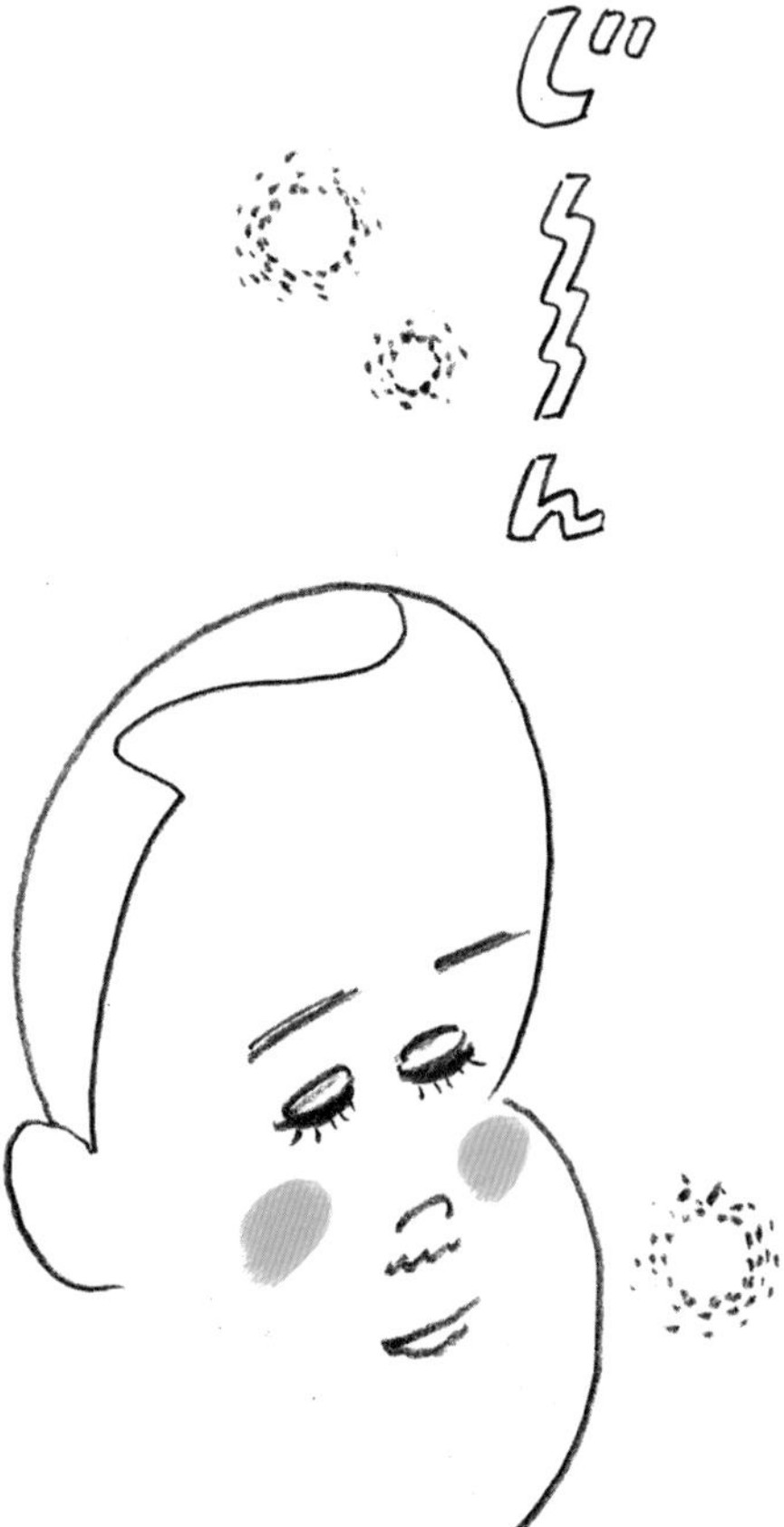

毛細血管の細かいところに温度が行き渡る。
1回目に入ったときの蒸し暑さがない。すぐに汗はかかない。
もっとリラックスした体勢に。
木に背中をつけてもヘイキ。
燃えるように熱かった木が、ぜんぜんヘイキ。

5分経過。さっきは5分でもうギブ！　って感じだったのにな。
まだまだいけそうだなあ。

ようやく、じわ〜〜っと汗。
熱くなってきた。
じ〜〜〜〜〜〜っと。
アチュい！　アチュいヨー！

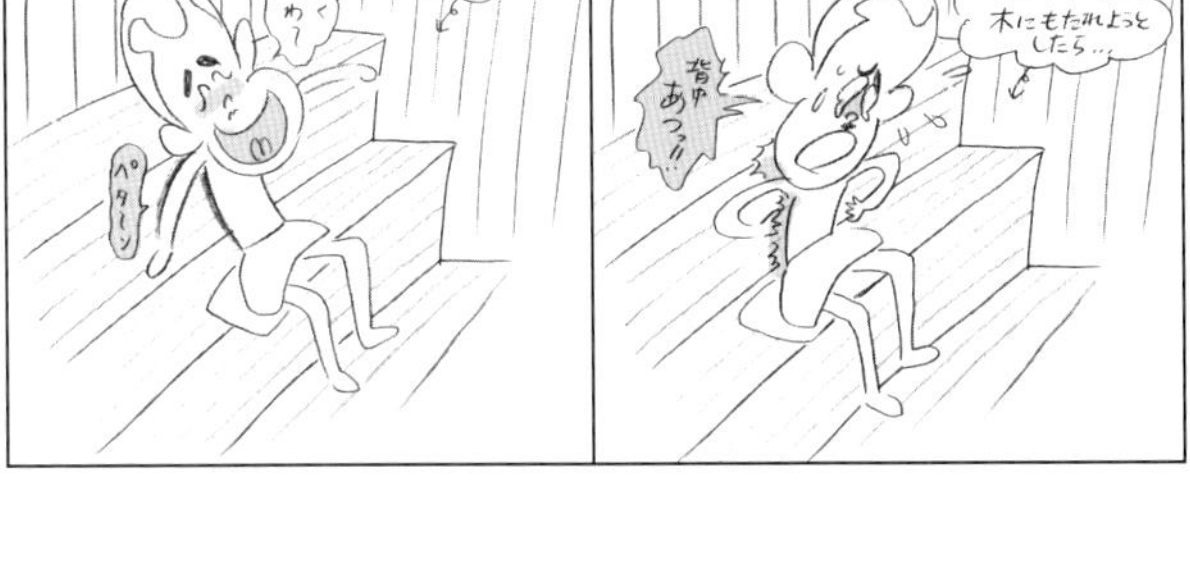
1回目、木にもたれようとしたら…
背中あつっ!!
2回目
あつくなりわ?
ペタ〜ン

脱出！　木のトビラをギ〜〜〜！　そのまま水風呂へゴー！
たらいで水風呂の冷水をすくって
ポカポカの身体にかけてみる。

うひゃ〜〜〜！　冷たーい！

でも身体は火照っているので冷たさも半減しているように思う。

入る。


体育座り。


すぐに温度の羽衣できるもんね〜！

もう知ってるもんね〜！

息を止めて、全身に力をこめる！　これ、血圧を上げて冷たさを撃退しようとしてるんですね。


羽衣が徐々に編みあがってゆく。

息も、スーハー　ゆっくりとスー――ハー――……呼吸が自然とゆっくりになってゆく。

羽衣ができあがってきた。冷たさはない。火照った身体と冷水の接する面がちょうどいい温度になっているんだろう。

気持ちがいい。とっても気持ちがいい。目を閉じる。

呼吸が整う。どんどん瞑想状態になっていき、そうして、精神の真っ平らな境地、スーパー穏やかな感覚がやってきた！

この感覚をさらに意識的に取り込んでゆく。もっと来い！　もっと来い！

全身の力を緩める。リラ〜〜ックス！　じ〜〜〜〜ん……。

キター――！　キタキタキタキタキタキタキタ快感！　快感や〜！

すばらしい！　これが水風呂か！

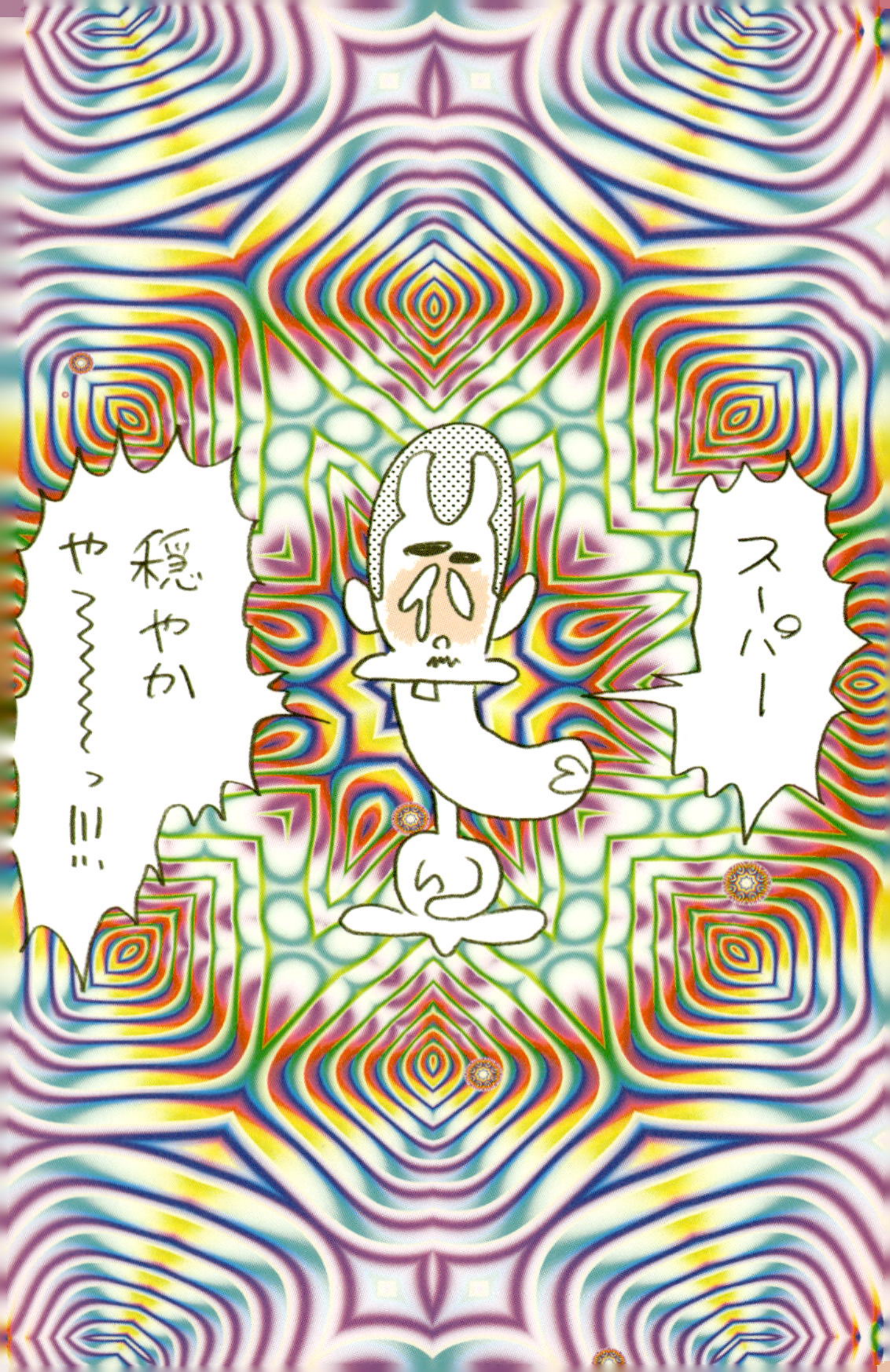
スーパー
穏やかや〜〜〜っ!!!

session 003

導師、蒸しZ

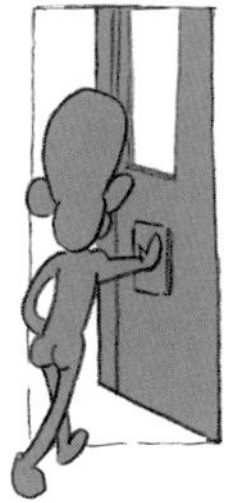

とつぜんサウナがわかってしまった。

そりゃーサウナだけ入っても蒸し暑いだけでつらいのはあたりまえでした。

そう、サウナは水風呂と必ずセットなんですね。これが正しいサウナの楽しみ方だったんだなあ。

サウナと水風呂のセッション。何回繰り返すのが一番いいんだろう。

サウナにはどれくらい入って、水風呂はどれくらい入るのが理想的なんだろう。

まだまだわからないことだらけだけど、なんだか楽しくなってきた。

ぼくの行ってるサウナはスポーツジム。

昼過ぎに行って軽く運動をした後にお風呂に入る。

そして、サウナ。

平日の昼間っからジムに行く人はふつーの勤め人ではない。「この人はふだん何してる人なんやろ？」と思いながら通っていると、「あ、この人よく見るな」みたいな顔なじみがだんだんできてくる。のちに僕が「蒸しZ」と命名した男も、そんな常連の一人。

50代後半あたりか。歩き方が特徴的で、ロボットみたいにガシンガシンと歩く。胸板が厚い。マジンガーZのブレストファイヤーを出すときの、あの胸の放熱板みたいな平べったい胸板。顔見知りになってからわりとすぐに気づいたんだけど、蒸しZはまったく運動してる気配がない。ジムに着くと同時に浴場へ直行する。完全にサウナがお目当て。

蒸しZは、サクッとサウナに入って、水風呂にジャポ――ン！　ぼくのような慎重さのかけらもない。荒っぽい。慣

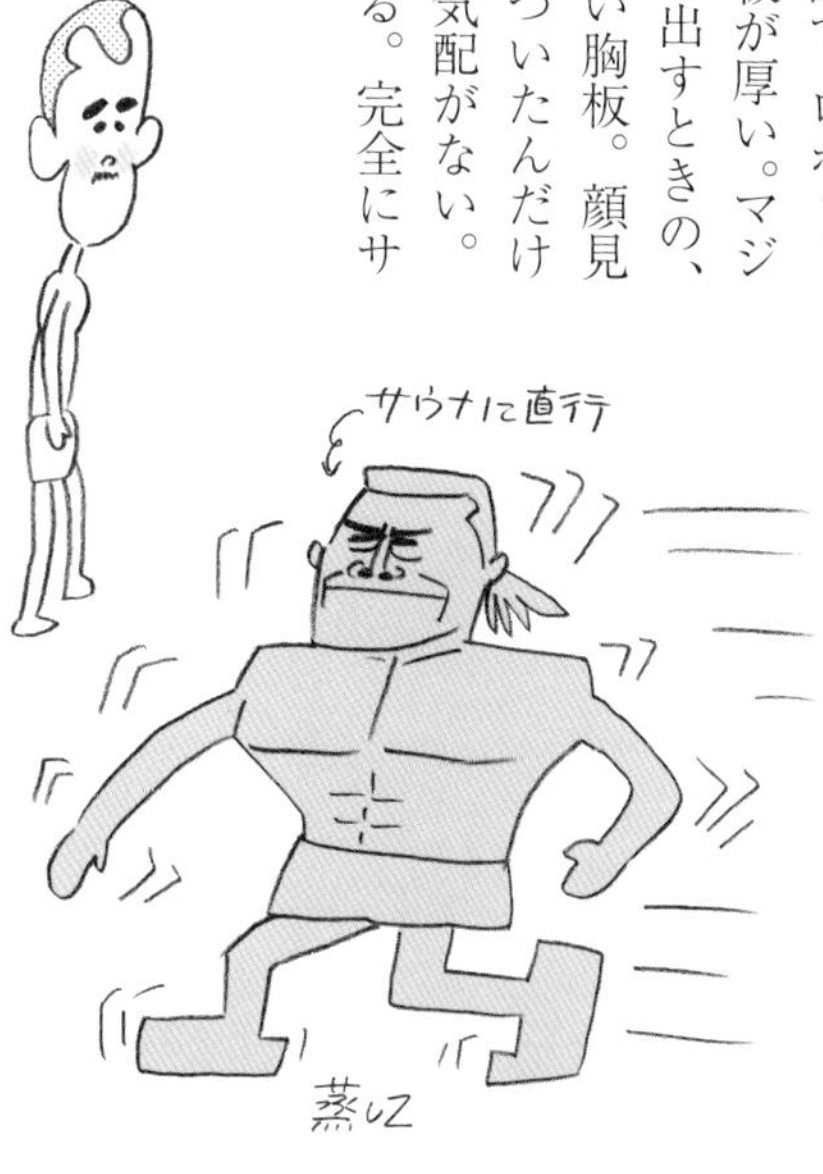

れてる。蒸しZは完全にわかっている。プロだ。

何だか教えを請いたい気持ちになった。蒸しZはサウナと水風呂のセッションをどういうふうに繰り返しているのか。盗める技は余すところなく盗んで吸収してゆきたい。

今日も同じような時刻に蒸しZとサウナで一緒になった。本日は蒸しZと同じメニューをこなしてみよう。

サウナには12分で針が1周する「12分計」があって、いつもはぼくはだいたい5〜6分のところで出てしまう。7分を過ぎても蒸しZはじっとしている。立ち上がる気配はない。顔が焼けそうに熱い。汗がポタポタ真新しい床の木へ落ちる。そして蒸発してゆく。

蒸しZの背中にも汗の粒が均等に浮き出ている。蒸しZも熱いはずだよなあ。ガマンしてるんだよなあ。

あまりジロジロ見てるのがバレないようにしないと。

しかしなんと！　蒸しZの目線がこっちにくる！　こっちを見てる！

何か言おうとしてる。何？

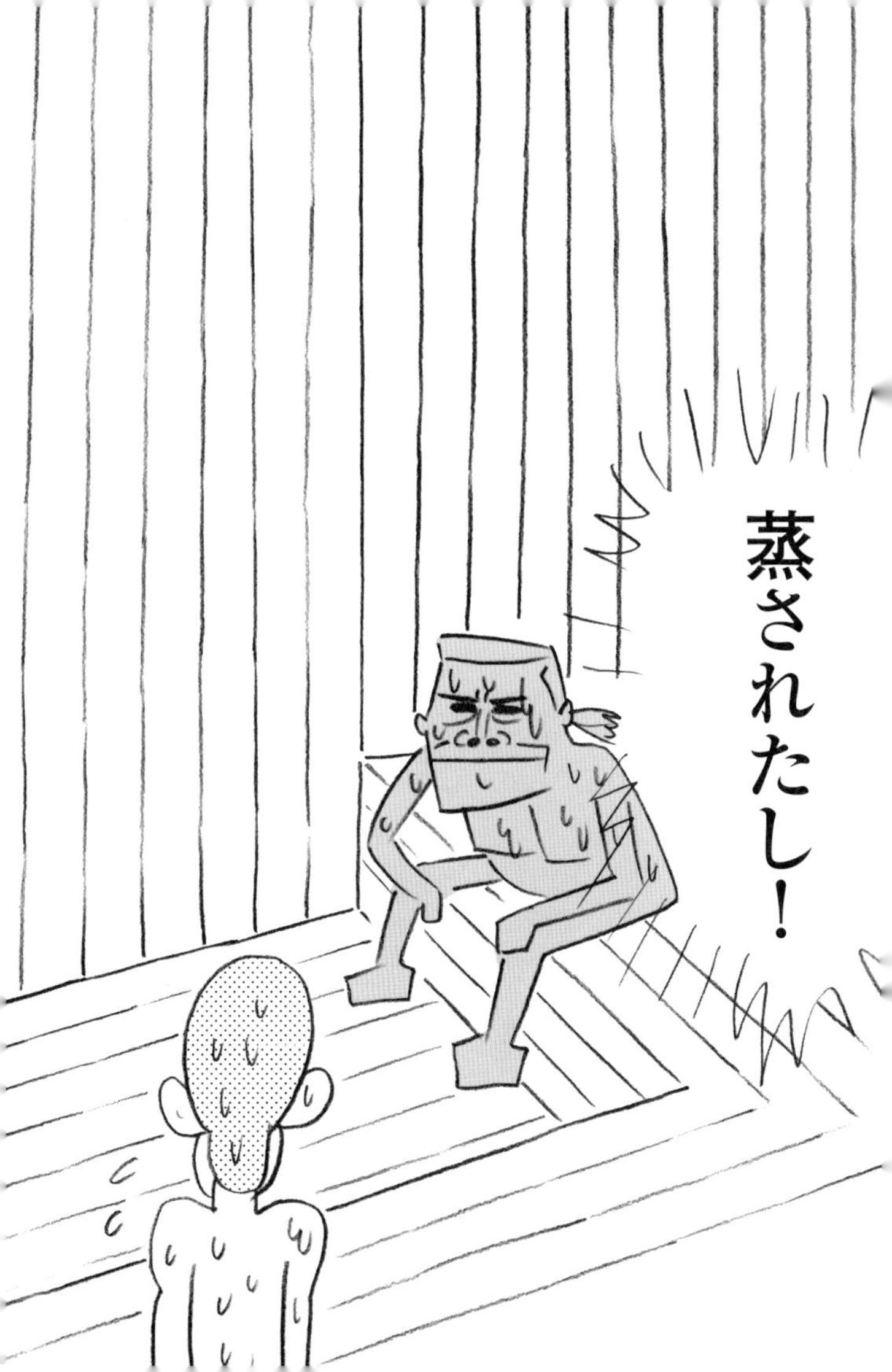
蒸されたし！

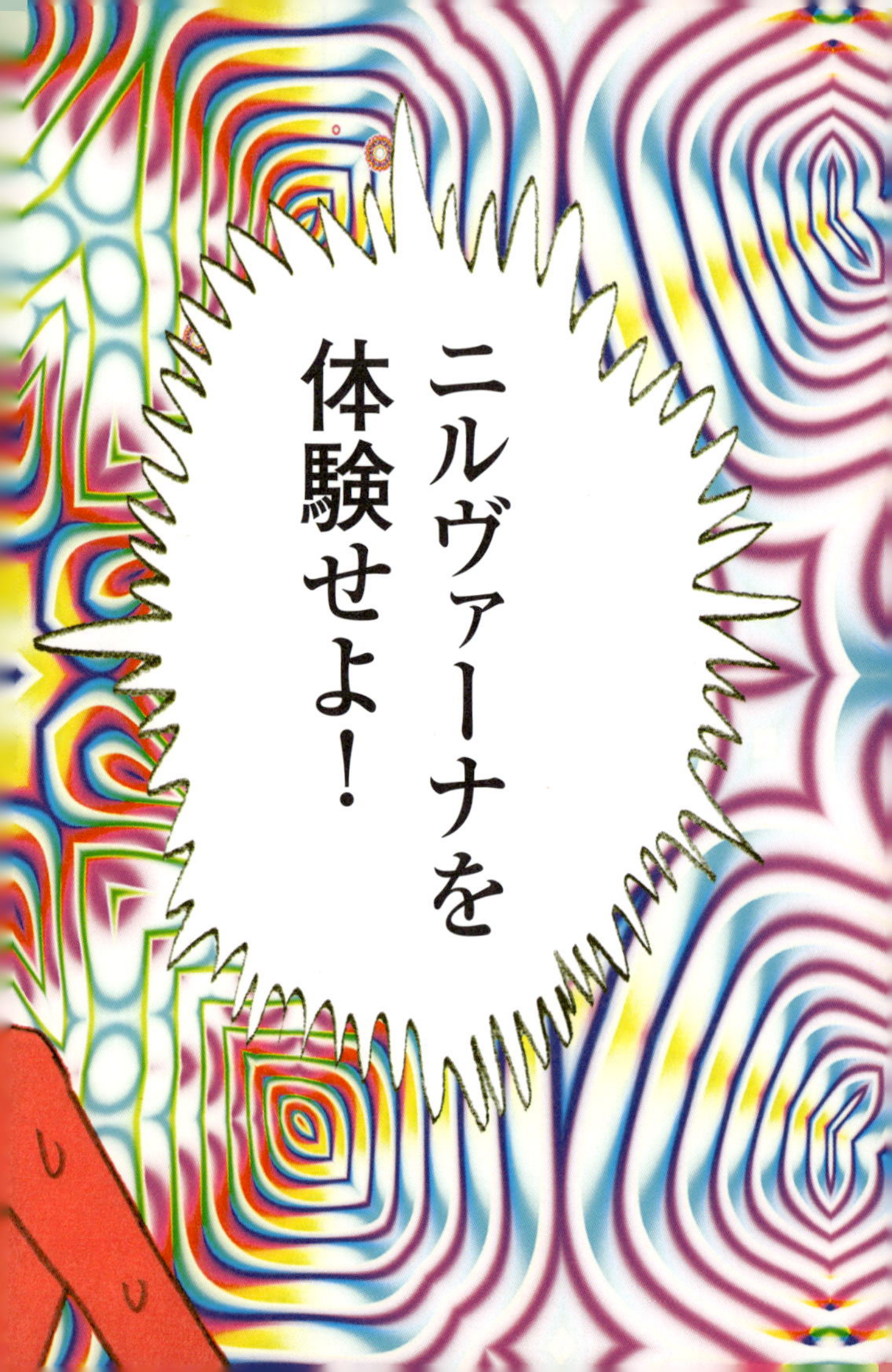
ニルヴァーナを
体験せよ！

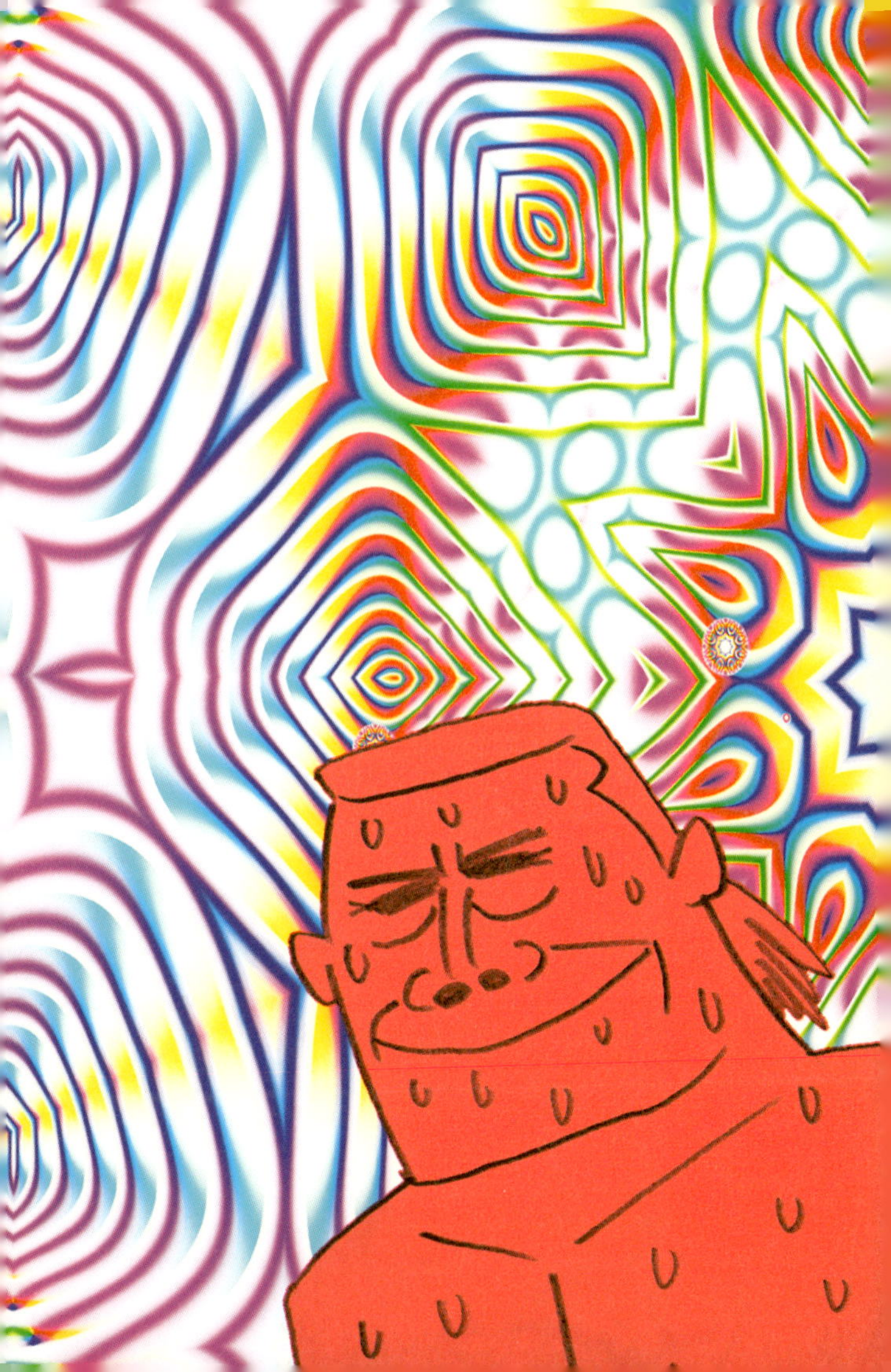

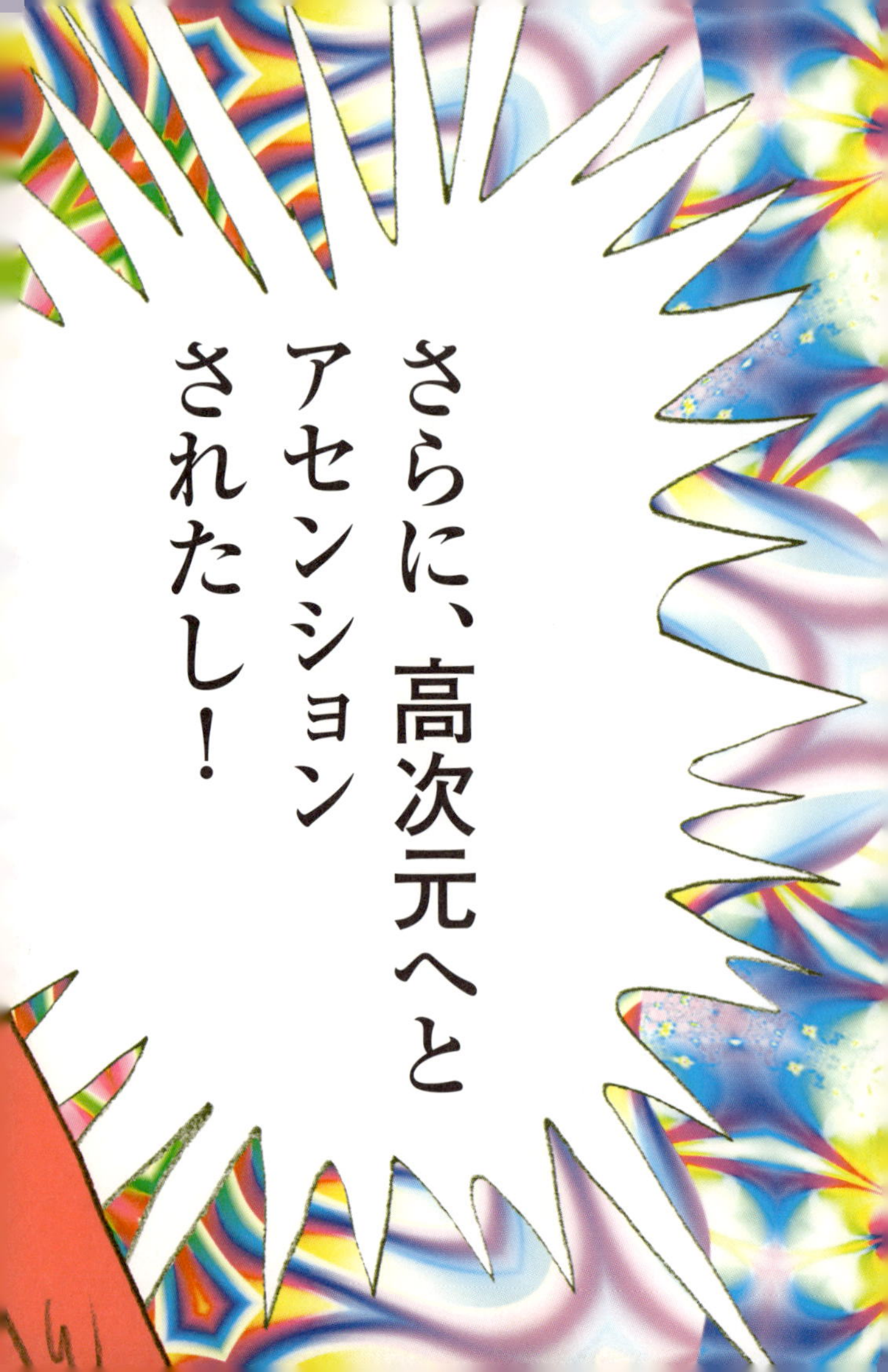
さらに、高次元へと
アセンション
されたし！

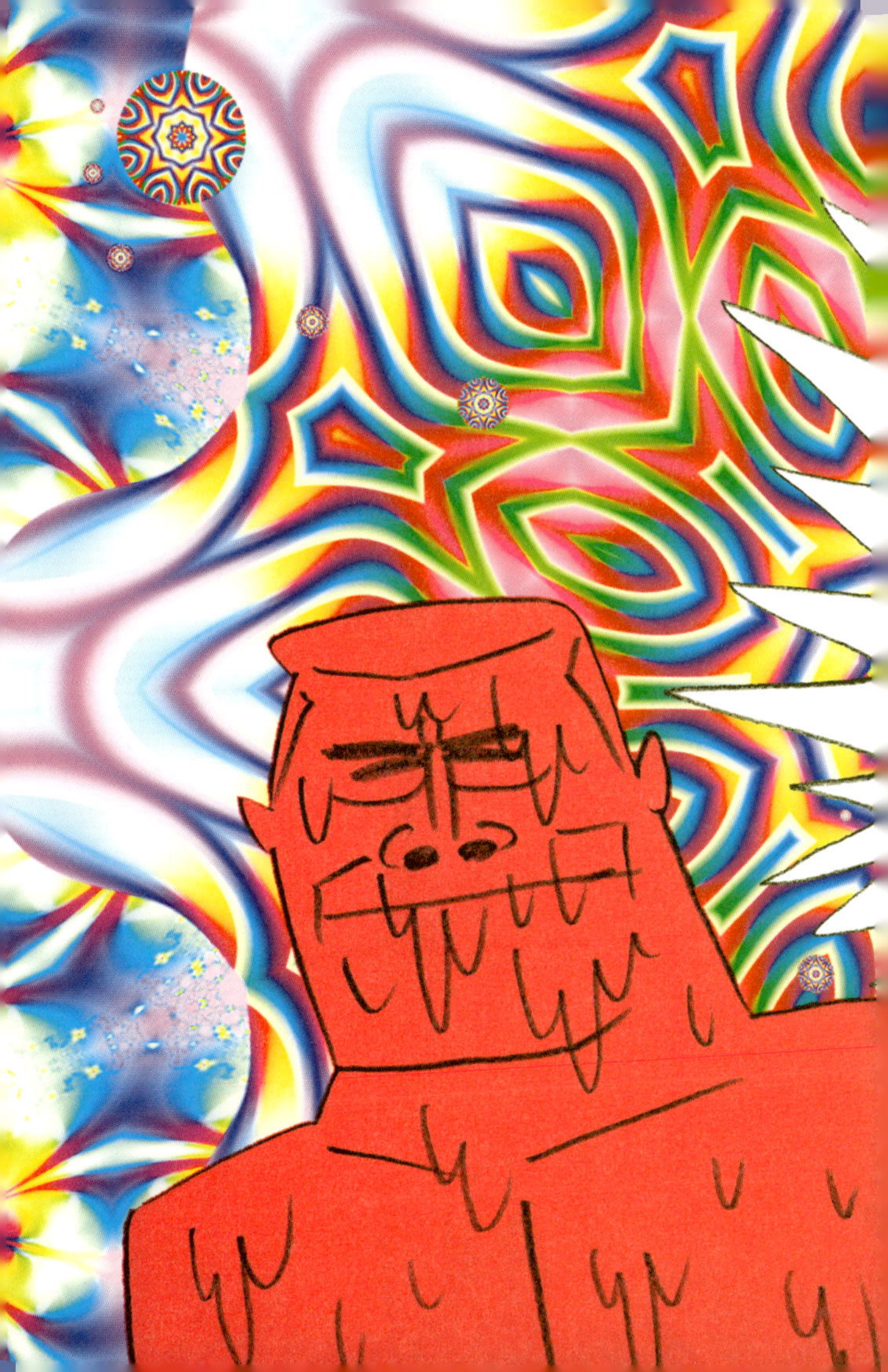

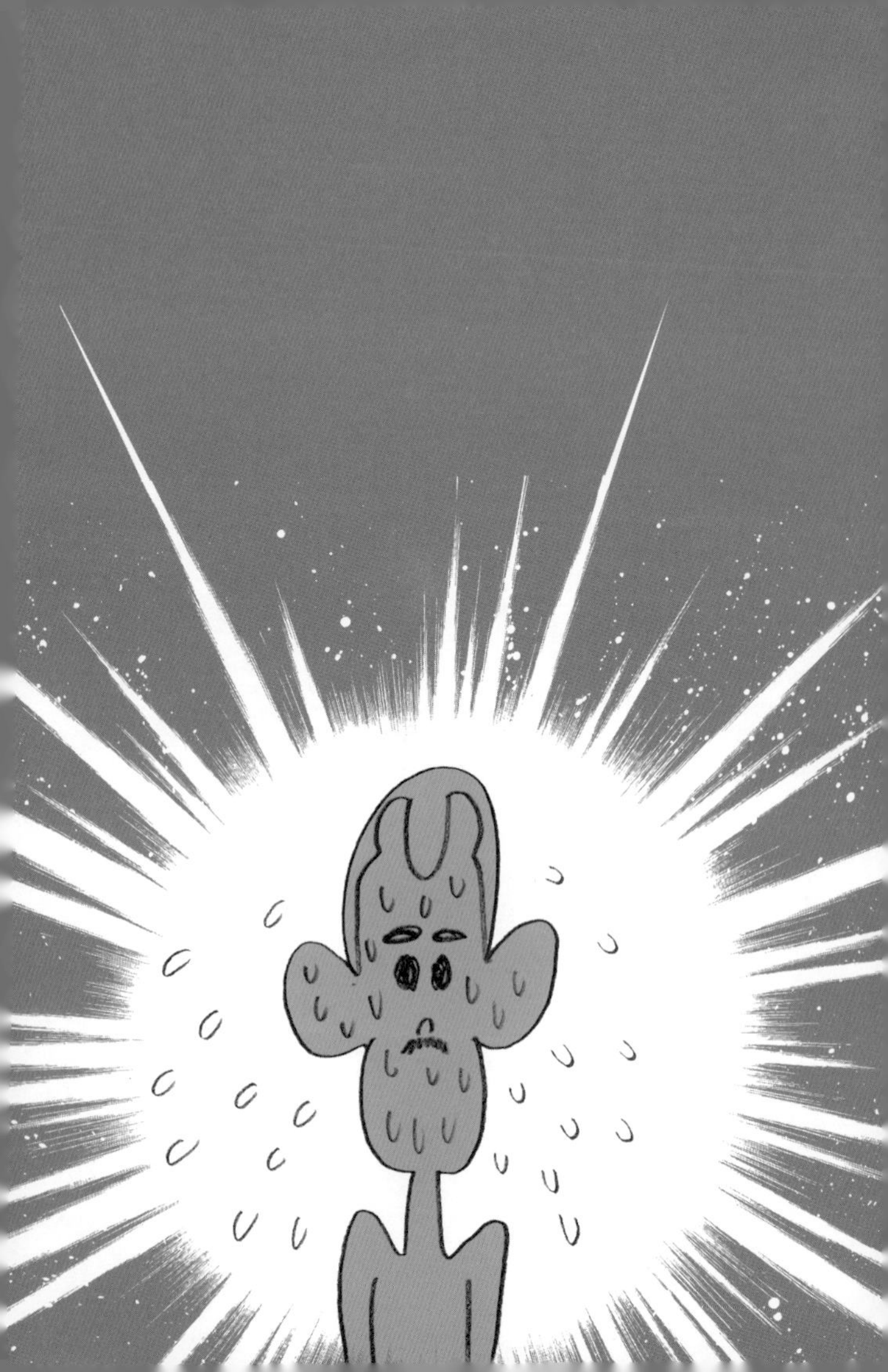

蒸しZが立ち上がった。

水風呂へ。


時間差で付いて行く。水風呂へ入る。水風呂には時計がないので、どれくらい入ってたかわからないけど、とてもいい具合。

サウナにじっくりと入った分、温度の羽衣がいい感じに厚手で丈夫だ。蒸しZが水風呂から出てサウナへ。時間差でぼくもサウナへ。

このセッションを3回繰り返した。


水風呂に肩まで浸かっていると体は温度の羽衣に、火照った顔は冷気に包まれて、快適な環境ができあがっ

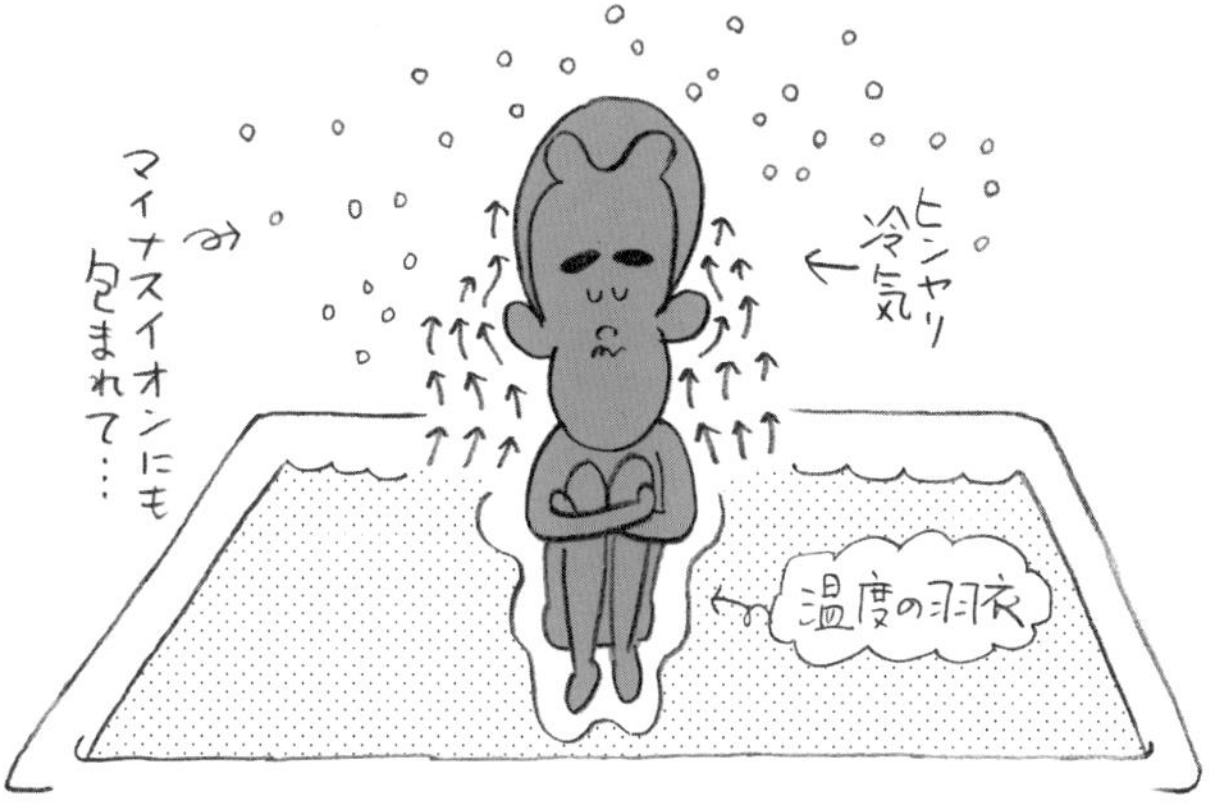
ヒンヤリ冷気
マイナスイオンにも包まれて…
温度の羽衣

ている。

でも、それだけじゃあなくて、水の揺らぎや規則的に並んだタイルの模様がゆらゆらする様子や、水面に反射する光とかも、あと音も、視覚や聴覚から入ってくるものすべてが心地よい。水風呂ではその揺らぐ景色をずーーっと見て、サウナに入ったら木の格子をじーっと見る。すると、さっきまで眼は揺らいだ景色を見ていたもんだから、眼の補正機能のせいで、まっすぐであるはずの木の格子もゆらゆらと歪ませるんですね。身体が温まってポカポカになるとか、気持ちが開放的になるとか、そんなことだけじゃないんです。

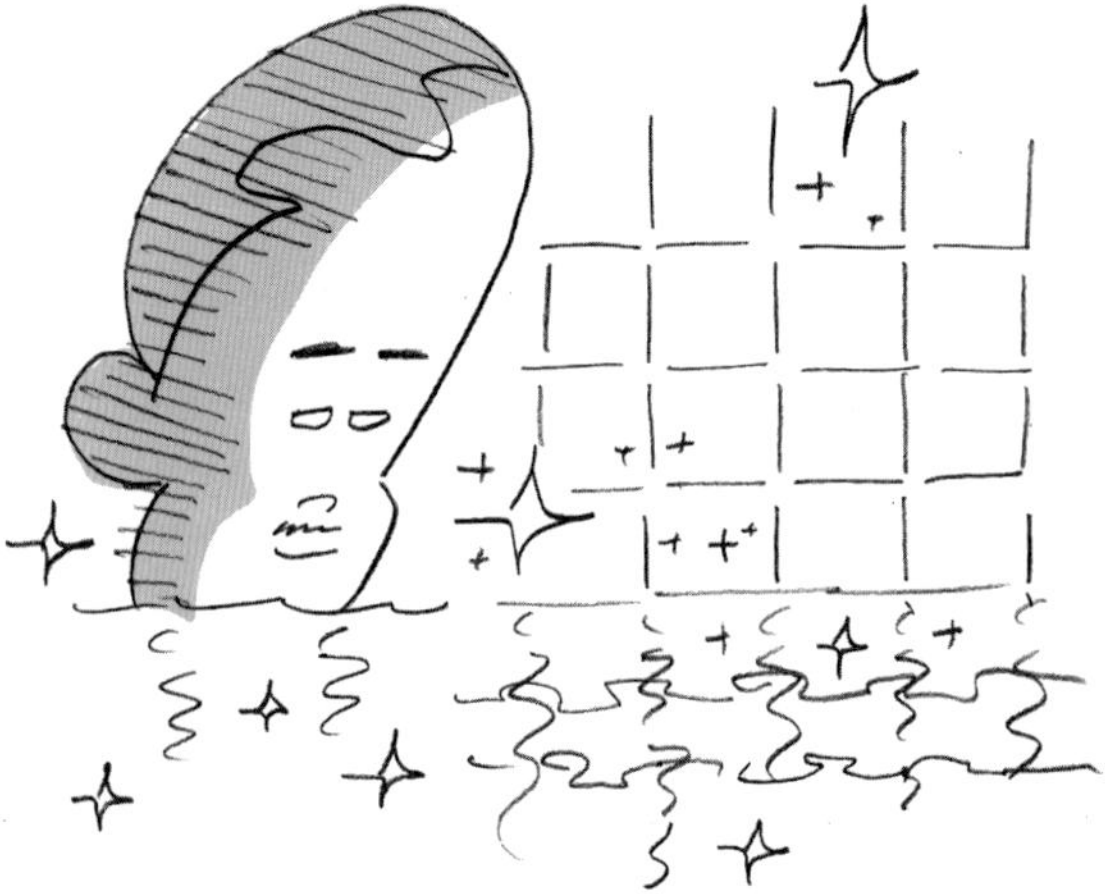

蒸しZがこっちを見てる。

蒸しZは毎日これをやりにきているのか……。なんたる強欲な男だ！　けしからん！　けど、見習いたい。ぼくも蒸しZの方をはっきりと見た。

「わかったよ蒸しZ、これやってたの～！！！！」

コトバは交わさないけど、蒸しZと、心の中でハイタッチ。

それ以降、蒸しZはぼくにとってサウナの道《グル》――「サ道」を教え導いてくれる導師のような存在となった。

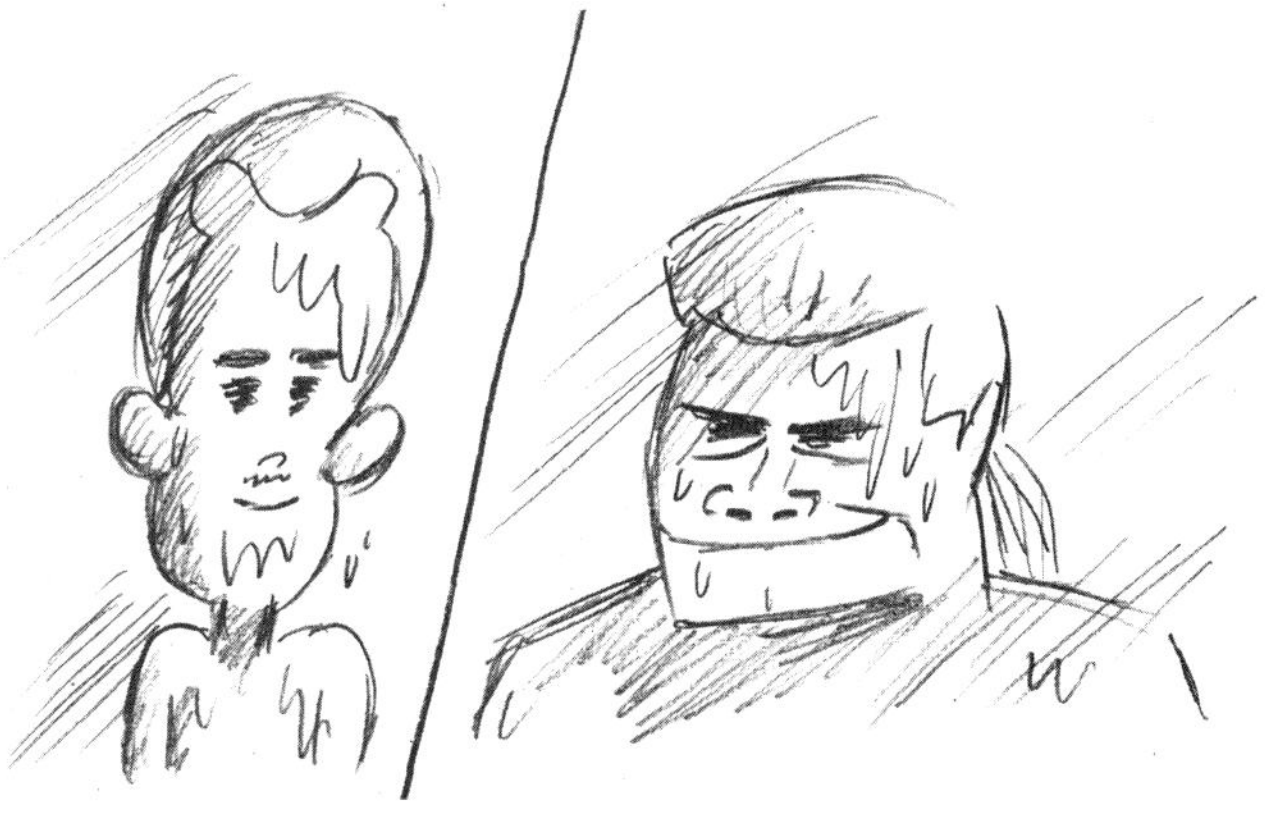

蒸しZが、ただの男性趣味でありませんように。

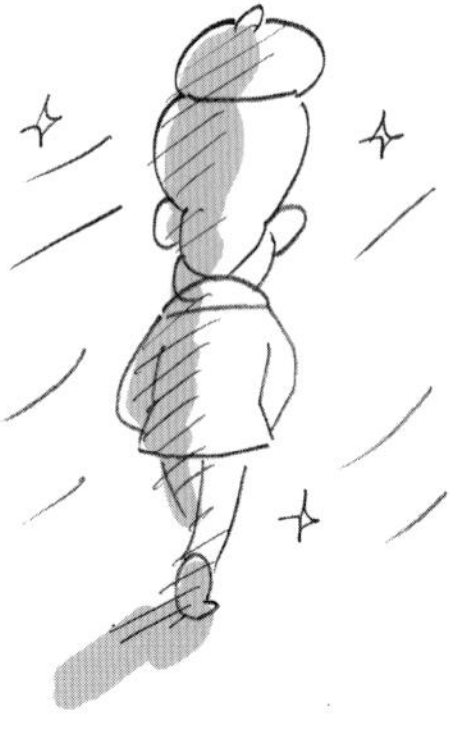

session 004

主役は水風呂

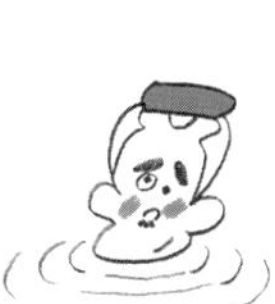

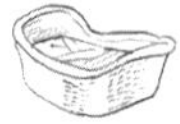

蒸しZの導きで恍惚《こうこつ》に至ってからは、サウナというものに対しての見方が変わった。

サウナの印象はそれまで、人生の折り返し地点を過ぎたオッサンどもの、どうしようもないストレス墓場とかそんな感じで思っていた。床にはオッサンの汚い汗。その他に、浮き出た脂や、ストレスや、家族の不満、会社の不満、あらゆるいざこざがポタポタと床に落ち、染み込んだ床はどす黒い光を放っている。

完全に誤った先入観でした。ぼくの中、今サウナのイメージは大人のディズニーランド、いや、そんな混雑しているところじゃないか。気持ち的には力いっぱい駆けまわることのできる広い平原、ぼくは一頭の馬。伸びやかに健やかに生命を燃焼させる。

「サウナ」っていう名前がいけないのではないかな。もっと楽しくてファンキーな場所、「マーブルボックス」とか、そういう感じに変えた方がいいんじゃないかな。

サウナがわかってから、さらなる探求心が芽生えてきた。この恍惚をどこまでも長く持続させたい。真に理想的なサウナの入り方はどういうものなのだろう。そしてこの恍惚の先に、まだ何かが待ち構えているかもしれない。登山に例えるとぼくは今何合目くらいにいるんだろうか。

サウナについてもっと知りたい。ネットで調べても、それらしい記事、まとまった報告書もない。まして「サウナと意識の関係」、そんな話なんて皆無だ。答えは蒸しZが知っている。直接

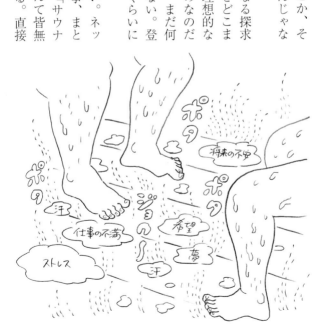

聞くのはおかしなことになりそうだから、蒸しZの動きや、その日のメニューを観察し、試し、盗んでいこう！

連日サウナに行っていると、蒸しZの他にも顔なじみが出てくる。いつも膝を抱えるような体勢をとってるオッサンがいる。その方の背中には大量の汗の粒が噴き出ていて、そのひとつひとつの粒が美しいほど均等に並んでいる。汗腺の穴の位置を示しているようだ。汗腺の配列は美しい。よく見れば、細かいうぶ毛が無数に生えていて、その毛が

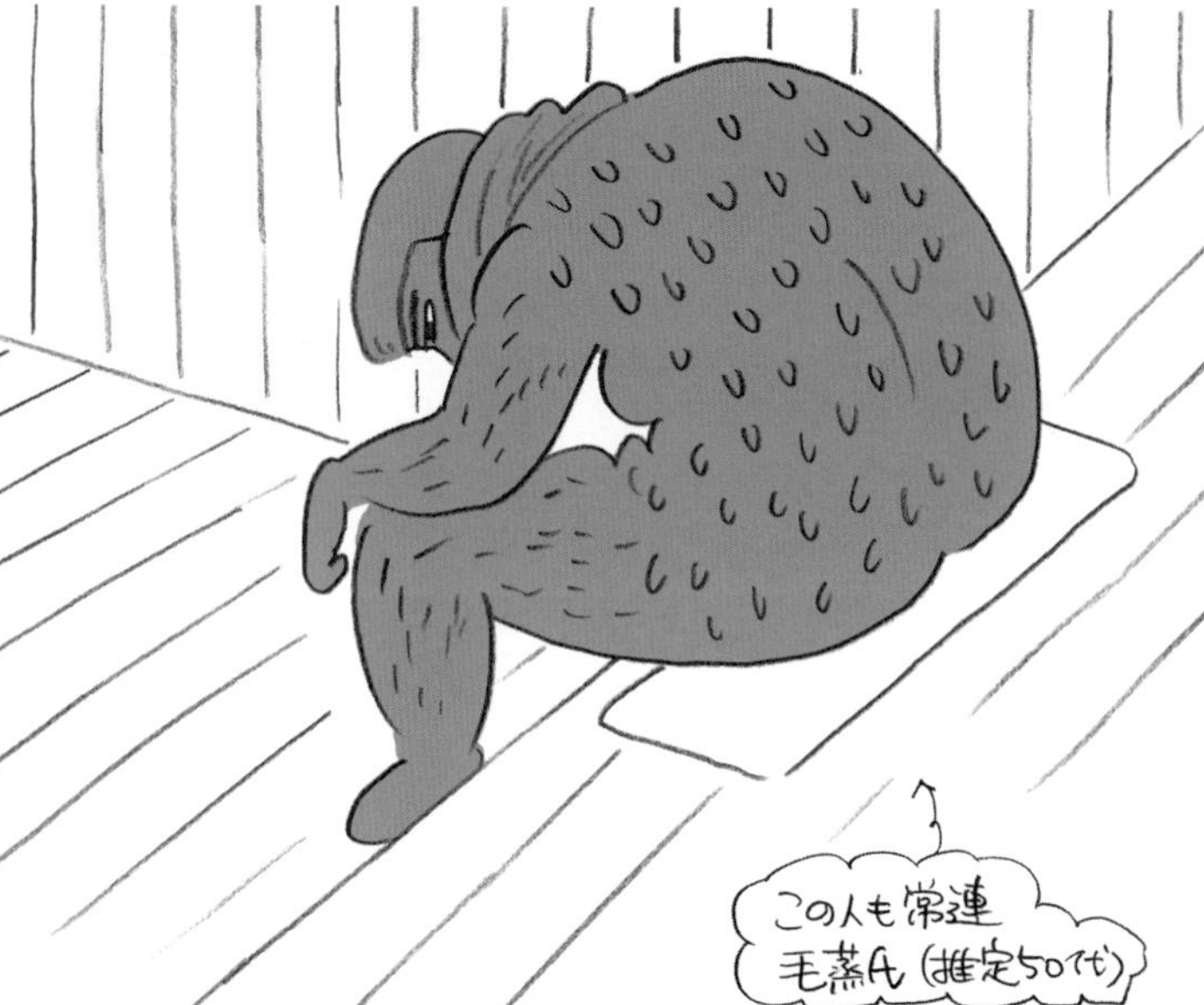

汗の粒を流れないように優しく持ち上げている。びっしり汗を背負ってるオッサン。「毛蒸氏《けむし》」と呼ぶことにした。心の中で。

以前からの疑問。
サウナと水風呂のセッションについて、最後はどちらで終わればいいのだろう。サウナで終わっても身体は火照ったままだし、水風呂で終わっても身体は冷えたままだし。サウナの猛者《もさ》たちはどのようにしているんだろう。

蒸しZと毛蒸氏に注目してみる。
サウナの猛者たちは水風呂の時間を大切にしてることに気づく。

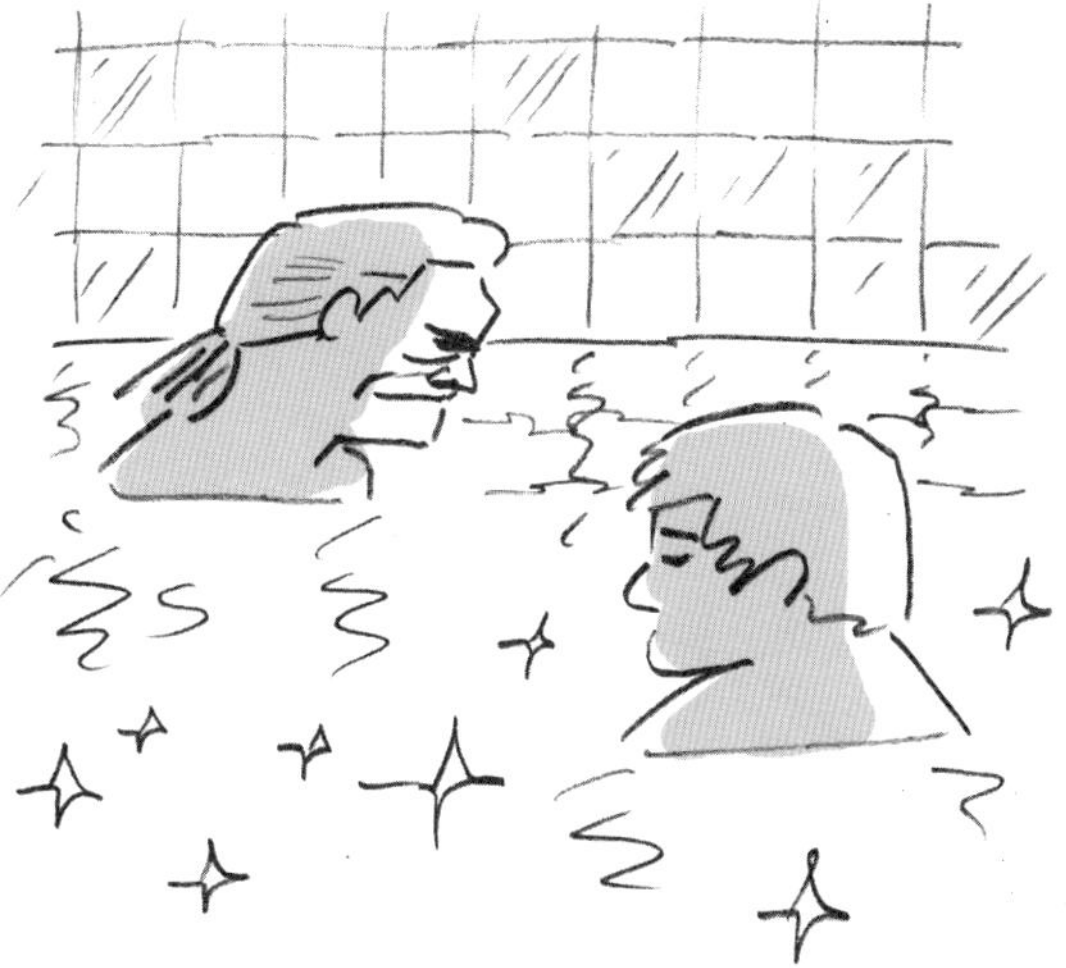

サウナに入っているときの姿勢は、見てるとみんなけっこう体勢を変えたり、喋ったり、精神的にゆるい感じ。だけど、水風呂では誰も喋らないし、身体も動かさない。じーーっとしてる。

水風呂は入ってしばらくは冷たいから身体に力が入り、呼吸の回数が減る。精神的には内に向かい喋るモードではない。黙って温度の羽衣を編んでゆく。やがて水の冷たさはなくなって温度差のつらさから解放される。水の中だから身体の重力からもいくぶんか解放される。全裸だから社会からも解放されている。穏やかな呼吸になり、放心してゆく。何も考えない。ただの無の存在になる。

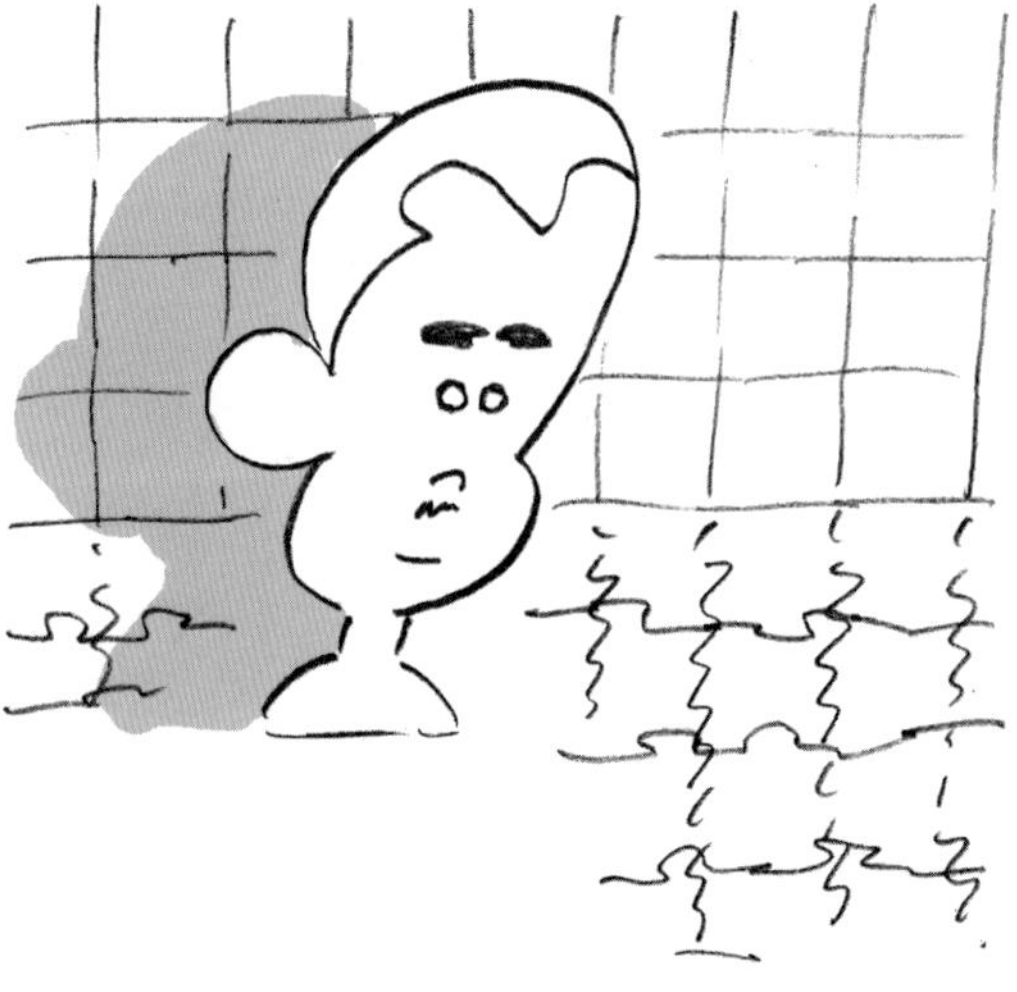

これは世にいう瞑想状態なんじゃないかな。瞑想はやったことないけど、理想的な呼吸法がここで意図せず自然にできちゃっているんじゃないかな。

セッションの終わりはサウナか水風呂か。

猛者たちは水風呂でシメている。季節は冬、外は寒い。それでも水風呂で終わる。少し勇気がいるけど、ぼくもやってみた。脱衣所で身体を拭いてるときは寒くて震えそうなんだけど、10分もしてくると身体がポッカポカ。温かいまま家路に就くことができた。

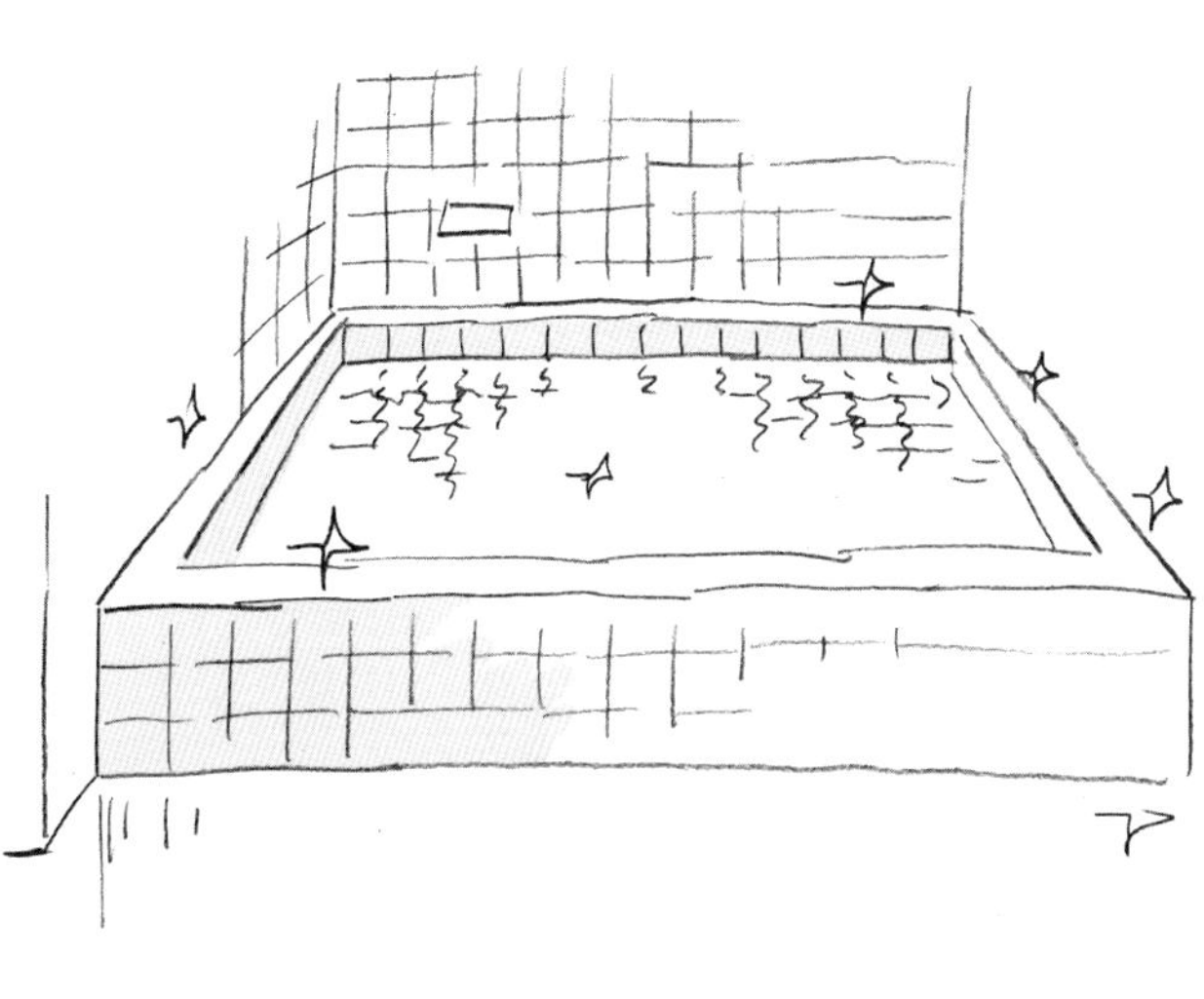

こんなことを思った。
もしかして、サウナは水風呂の引き立て役にすぎないのではないか……。
主役は水風呂なのではないか。

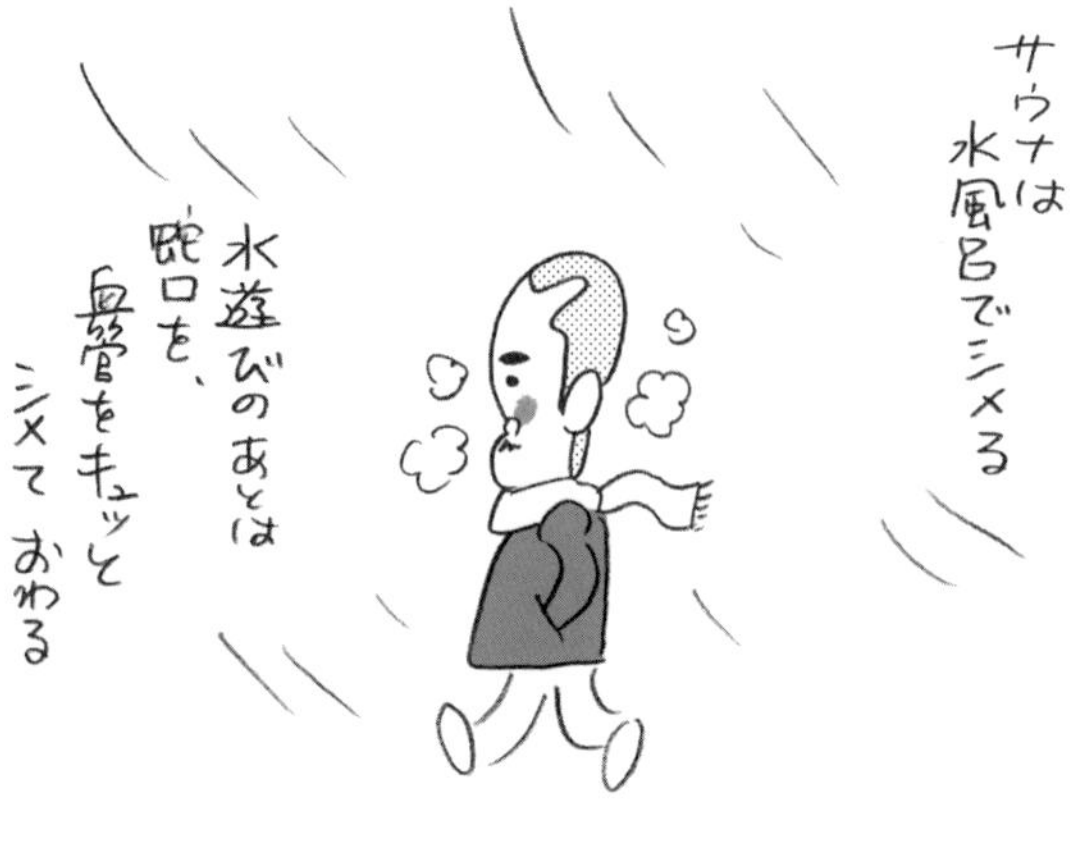
サウナは
水風呂でシメる
水遊びのあとは
蛇口を、
血管をキュッと
シメて　おわる

session 005

バッドトリップ

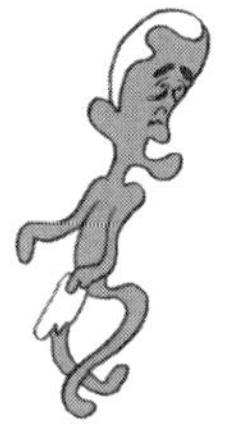

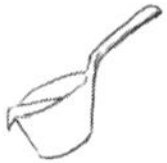

サウナの主役は水風呂のようである。

水風呂はたいがい浴場では端っこのほうで控えめに位置しているけど、実はあいつが大ボス。何人が気づいているのだろう。大ボスには簡単には近寄ることはできない。なめてるとえらい目にあう。

えらい目にあった。

水風呂は瞑想に誘います。放心し、温度の感覚や、重力、時間の感覚を曖昧にする。自分がどれだけの時間入っているのかわからなくなってしまうことがあるんです。水風呂にはサウナのような時計がなく（なんでないんだろう?）、気がつけば無制限に冷水に浸かっていることになる。冷たいっていう感覚が麻痺するんです。

ハッと我にかえる、やばい！　いつまで入ってるんだ！　水風呂から出ようとしても、身体が重い。いつもの倍くらいの重力を感じると、気分が悪くなってきた。浴場の鏡に映った自分の顔が緑色である！

身体が冷えているのだから、サウナに入って温度をとり戻せばいいんじゃないかと、サウナに戻ってみたが、気分が悪いのでサウナの熱気に耐えられない。息苦しい。それに、急激な温度差は身体によくないのではないか。サウナから出た。

その後、どうしていいのかわからな

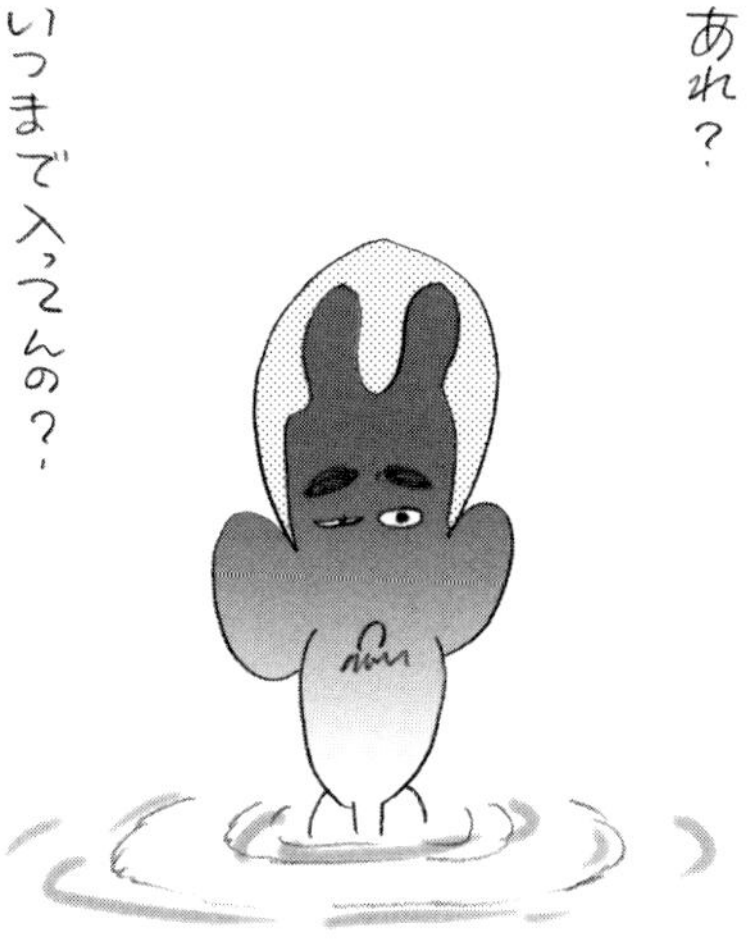

い。とりあえず、その場にヘタリこむ。このまま意識を失えば全裸で救急車。それだけはカンベン！　どうしたら楽になるのか、どのような処置をしていいのかわからない。心配で心臓がバクバクする。はやく元に戻りたい。たすけて……。

バッドトリップや！

サウナのトビラの横にあるプレートに注意書きがある。

「気分が悪くなった方は、無理をせず保健室に行って下さい」

なるほど、これまでも何人かが同じ体験をしたのだな。保健室に行けばいいのか。身体を起こそうとするが力が入らない。身体が重い。保健室までたどりつけるのか。ていうか、保健室ってどこにあるの？

鏡を見たらさらに顔が緑色になっている。

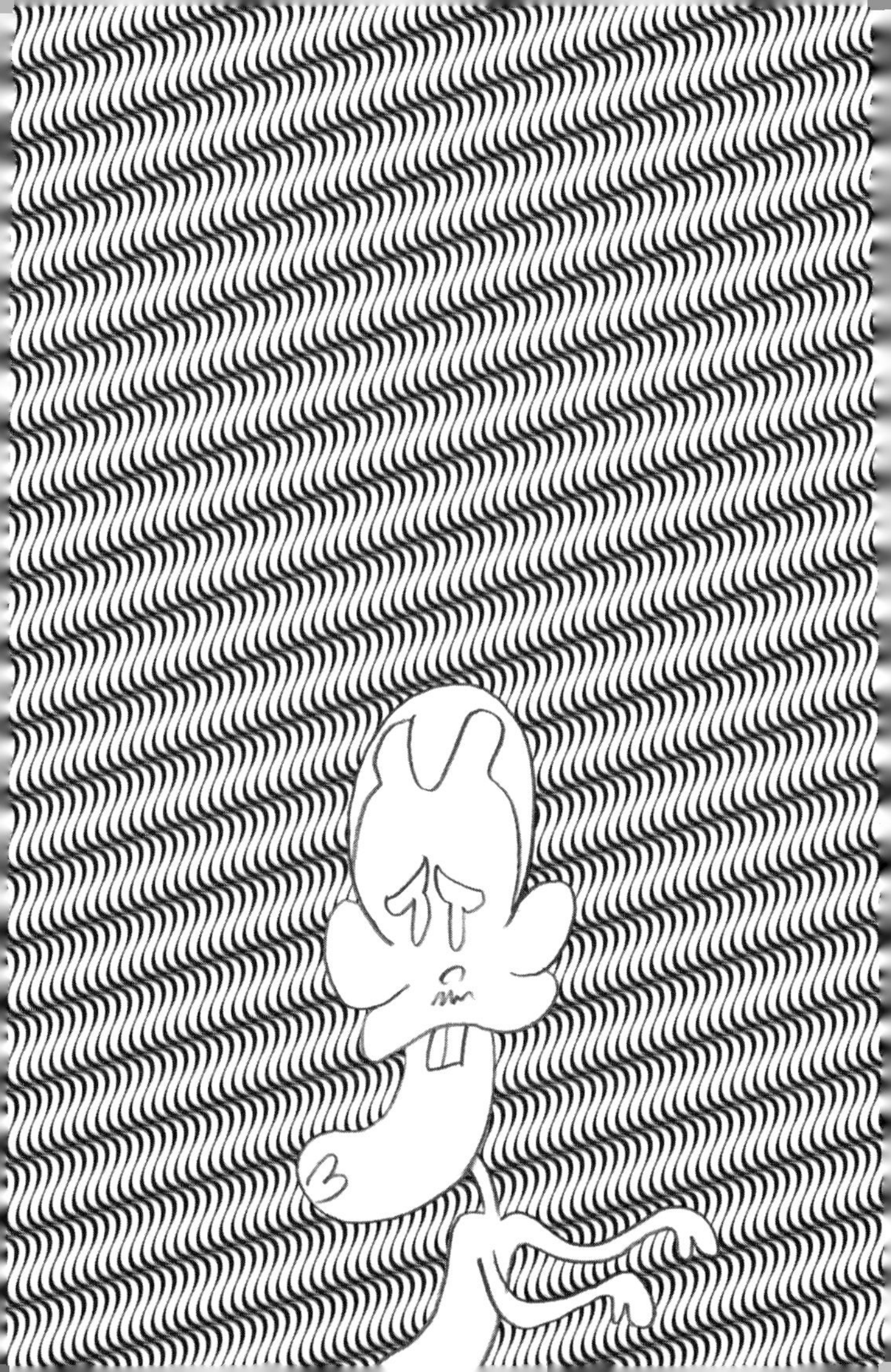

深呼吸。

できるだけ冷静な判断をしたい。まずは、この場にへタリこんでいるのはよくない。そして身体は冷えているのだから温度を与えなければいけない。サウナは急激な温度差が危ない。なので普通の風呂に入ればいいのではないか。風呂に入ってみる。足先からゆっくりと、お湯に浸かってみる。浸かってみるが気分は戻らない。そもそも気分の悪いときに風呂に入るのはよくないんじゃないか……出る。

やばい、さっきから浴場内をウロウロしてるだけだ！　完全に挙動不審！　緑の顔面のオッサンが浴場をウロウロしているだけである！

浴場を出よう。さっきの普通の風呂のお湯で温度は得たはずだ。このまま倒れないように脱衣所に向かう。

途中で意識がなくなりませんように！

脱衣所の籐《とう》のイスにバスタオルを巻いて腰掛ける。

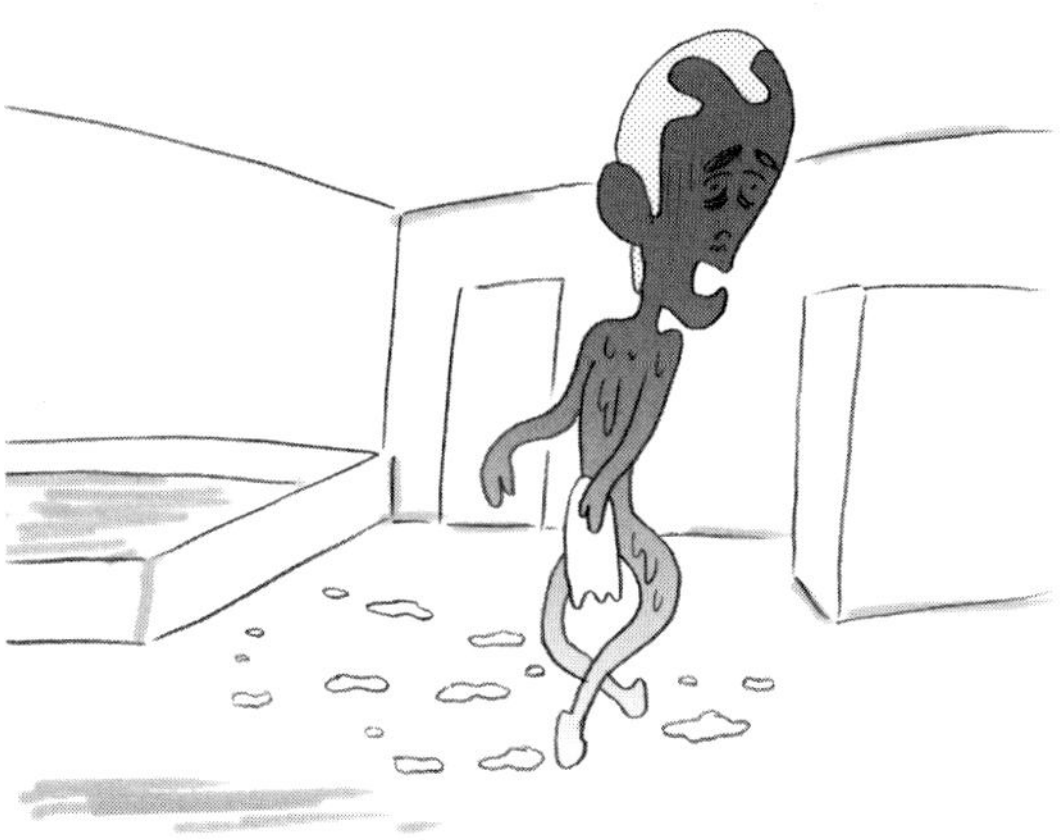

意識がなくなって倒れた場合のことを考えて、パンツだけははいておきたい。できればTシャツも。保健室の場所の案内はどこだ？　あ、天然水のウォーターサーバーがある。水を飲むのはいいかもしれない。いや、今はじっとこのまま座ってた方がいいかもしれない。うん、そうしよう。

数分後、意識はある。少し気分が戻って、さっきよりマシになってきた。このままいけば復旧の見込みあり。心に少し余裕が出てきたので、腰を上げロッカーを開けてパンツをはいた。パンツをはいたら安心した。この安心がジンジンと身体にひろがって気分が元に戻ってきた。いや〜危なかった〜、怖かった〜。すごい経験をした。この経験は次の新たな一歩に繋がってゆくことだろう。あくまで前向き。

実はこの失敗、2回もやらかしている。ついつい水風呂は時間を忘れて入りすぎてしまう。気づけば身体は冷えていて顔は緑色。

2回目のときはお湯を少し身体にひっかけて、速やかに浴場から出て脱衣所のイスに座った。パンツをはいて安心。対処法はもう知っている。でも注意が足らなかったと反省。トライ&エラー、一つ一つサ道の経験が蓄積されていく。

帰りの廊下で保健室を見つけた。よかった、ここに担ぎ込まれなくて……。いや、この中がどうなっていたのか、そしてどんな応急処置が施されたのかを知るいい機会ではなかったか。ジャーナリストとしての意識が立ち上がるほどに心に余裕が戻ってきた。

失敗した日は失敗に感謝。「いい体験させてもらいました、ありがとうございました！」

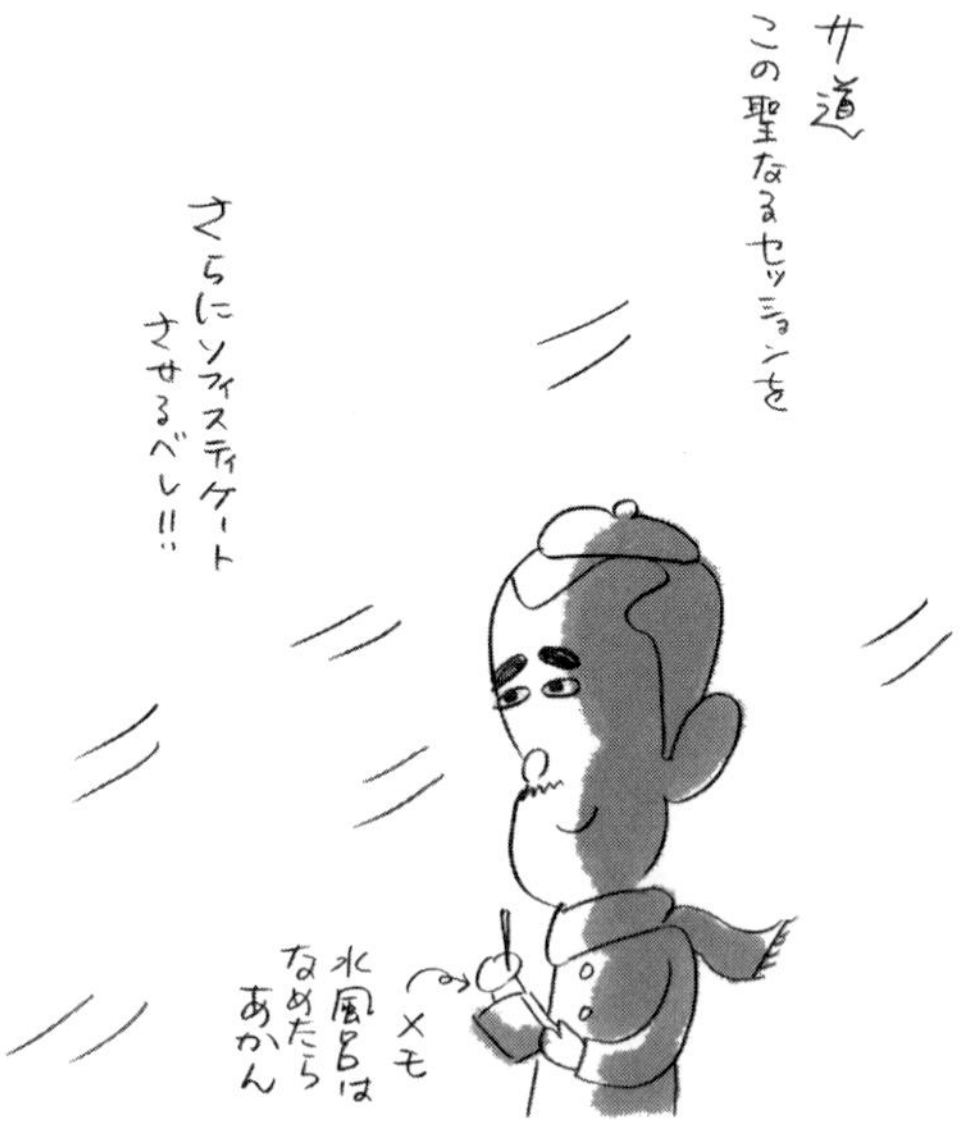
サ道
この聖なるセッションを
さらにソフィスティケート
させるべし!!
メモ
水風呂は
なめたら
あかん

session 006

脳に酸素を送る

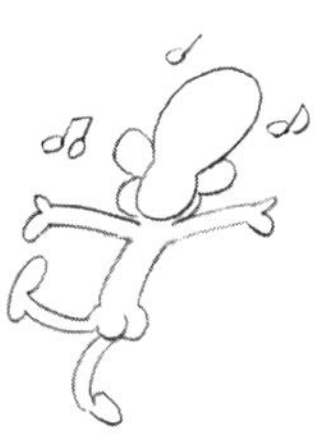

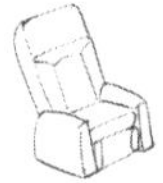

今までサウナの気持ちよさを「ニルヴァーナ」だとか「スーパー穏やか」だとか表現してきたけど、サウナに入ることって生理学的に捉えればどんな行為だろうか？

一言でいえば、「血行を強制的に促進させる行為」。そんなふうにいえるんじゃないかな。サウナで血管の蛇口を開き、水風呂でキュッと閉める。このとき、血が脳に酸素をどんどん運んでいく。脳に酸素が行き渡れば気持ちよくなる。血管を開いたり閉じたりする機能は使わなければ衰えてゆき、風邪をひきやすくなるらしい。サウナのセッションは、血管の筋トレをしてることになる。実際サウナに通っていると冬場でも風邪をひかないといわれたりしている。

でもそれ以上に、単に「汗をかく」ってこと自体が気持ちいいじゃないですか。老廃物といっしょにいろんな余計なものが出てゆく感じ。サウナに入ると気持ちは前向きにしかならない。試しに、ネガティブなことを考えてみたが……

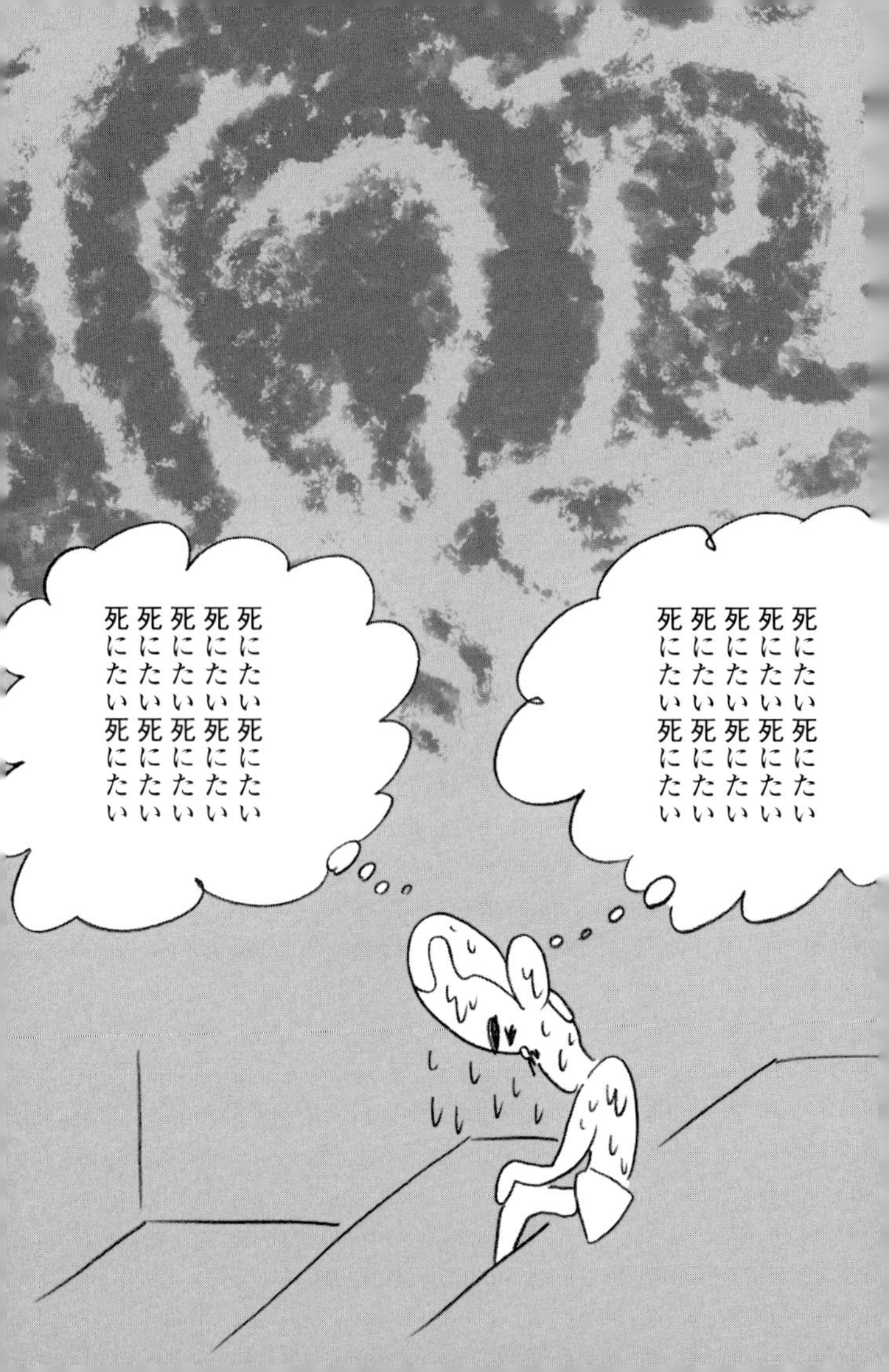
死にたい死にたい死にたい死にたい死にたい死にたい死にたい死にたい死にたい死にたい
死にたい死にたい死にたい死にたい死にたい死にたい死にたい死にたい死にたい死にたい

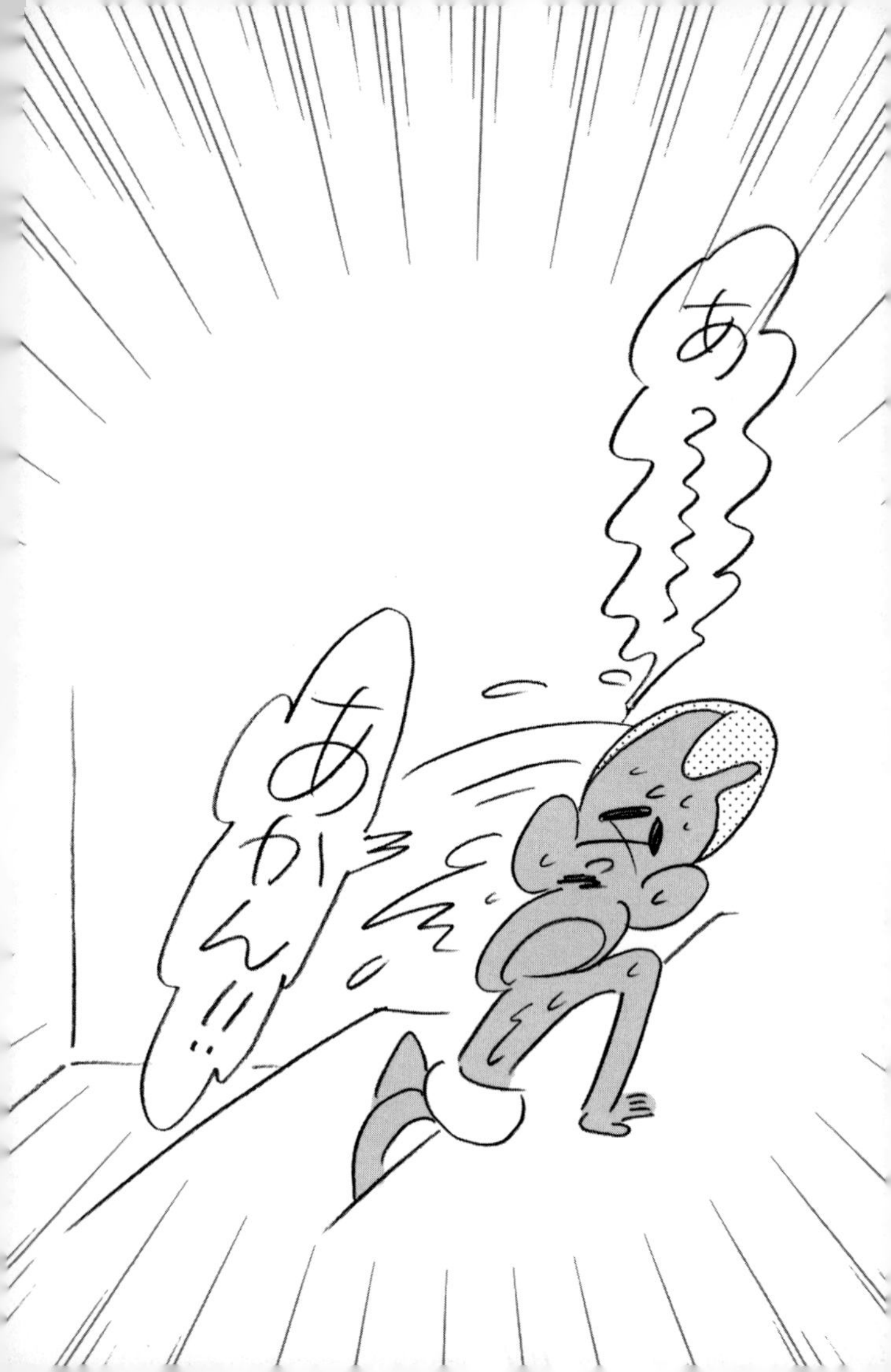
あ〜〜
あかん!!

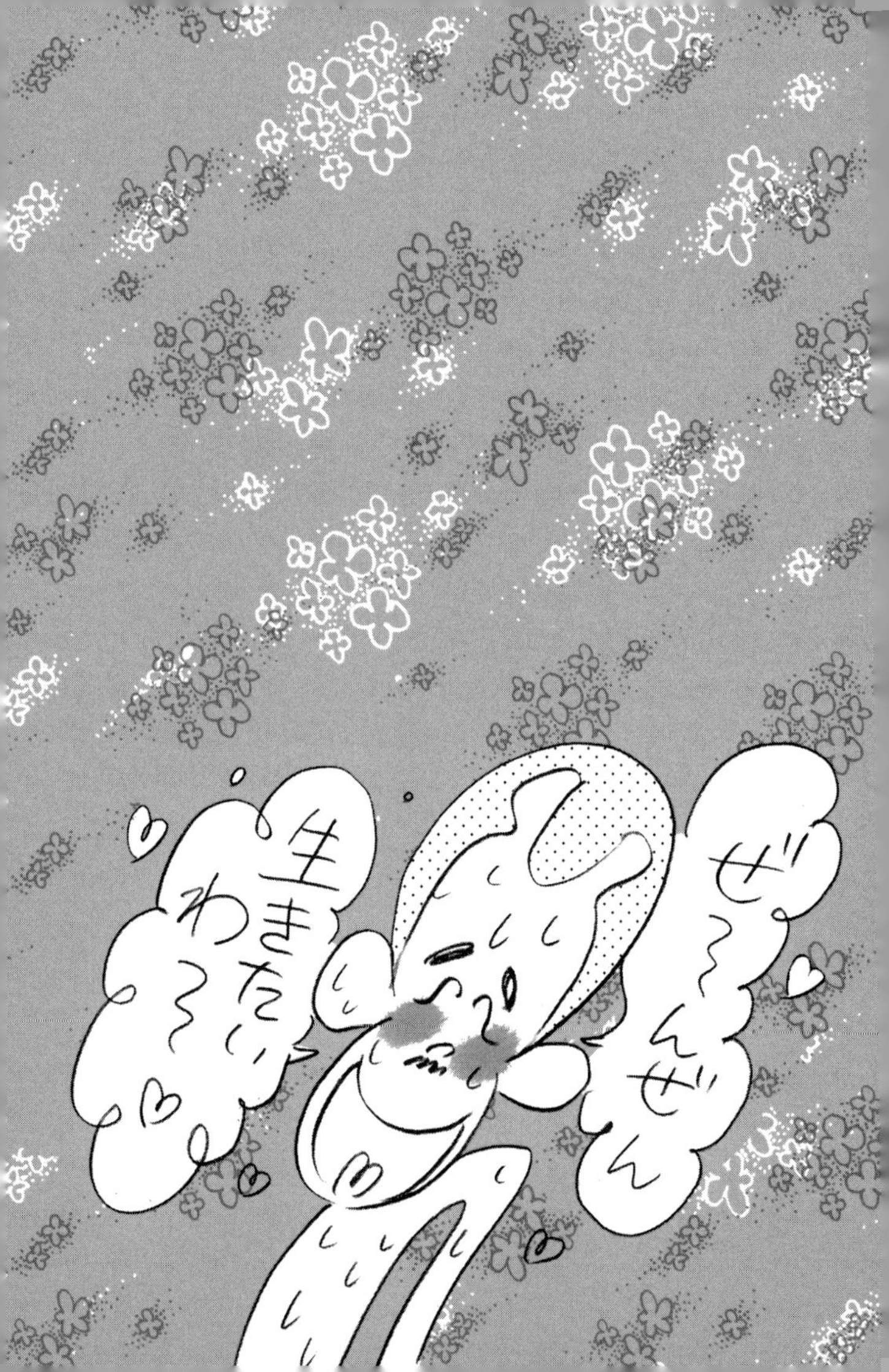
ぜ〜んぜ〜ん
生きたいわ〜

ネガティブシンキング失敗。

サウナ室内の蒸された空間で意識をモウロウとさせながらも、実は脳に酸素がジャンジャン送られるので、意識は覚醒し思考もクリアになっている。生活のささいな問題から、解決しようのなかった案件もセッションの中で答えが出てくる。脳が活性化しているのがわかる。気分が前向きになる。

仕事上のアイデアやネタ出しも、サウナに持ち込んで考えてみる。

これはそうとうな効果があった。集中もできる。でも、そういう場で思いついたアイデアっていうのはセッションが終われば忘れてしまっていることが多い。汗や老廃物といっしょに良いアイデアも流してしまっている。サウナ内にメモ帳を持参したいが紙がふにゃふにゃになるから、ノートと筆記用具は脱衣所に置いておく。最近はｉＰｈｏｎｅに切り替えたのでメモする行為も目立たなくなった。メモの内容は仕事場のパソコンと同期しているので事務所に戻ればサウナでメモったことがサクッと取り出せる。脱衣所でメールも見れるし、連絡もできるから事務所に戻る意味もなくなってきた。今この文章も脱衣所で入力していたりする。

こうなると、もはやサウナが事務所。打ち合わせも会議室じゃなくてサウナでやれたらいいなあ。でもそれはやめよう。

理由はチンポコが出てるから。チンポコの優劣で敬語を使っていい相手がわからなくなる。

そんなこともあって、滞在時間が延びてきた。通う回数も午前中にワンセッション、午後にワンセッションと一日にツーセッションになった。一日に2サウナ、これはやりすぎかなあ。

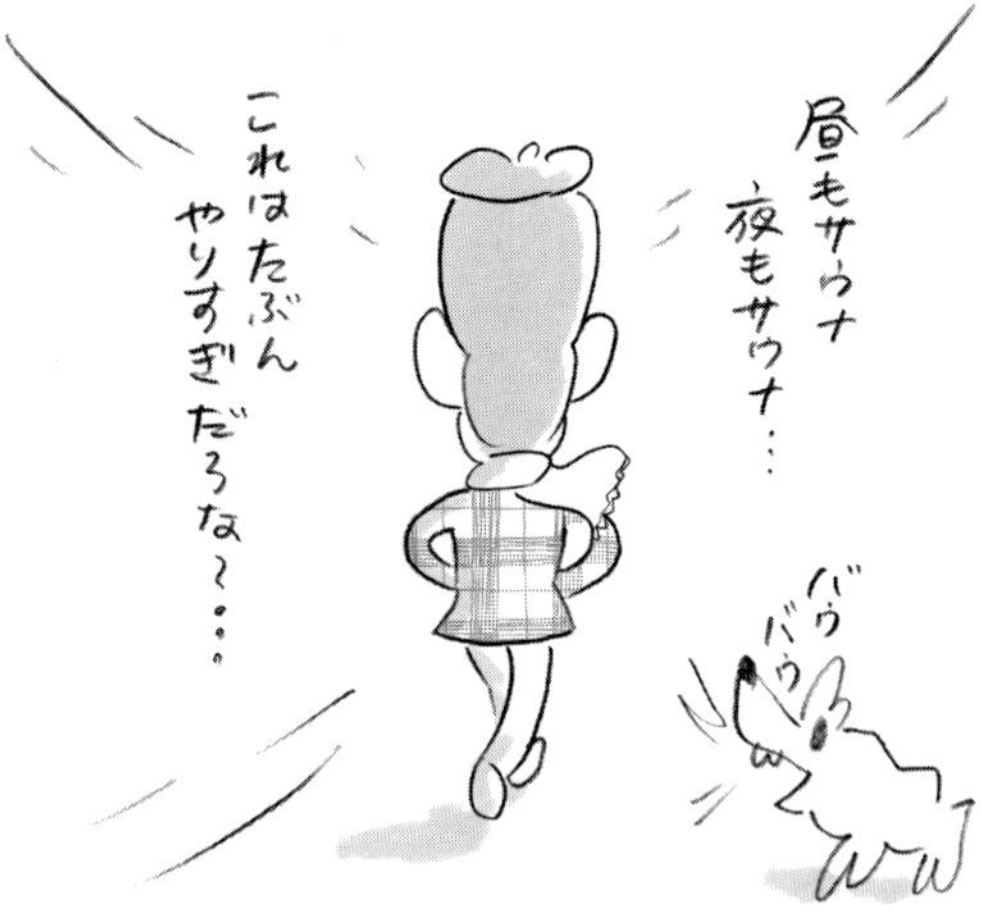
昼もサウナ
夜もサウナ…
これはたぶん
やりすぎだろな〜…
バウ
バウ

session 007

耳が聞こえない！

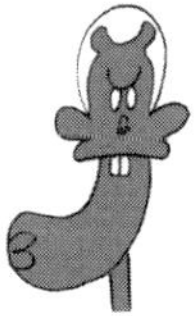

経験を積み、失敗を重ね、サウニストとしてはそろそろ中堅を自負してもいいかなと思い始めたころのこと。

当時、ぼくは『ALTOVISION』という映像作品の制作中で、一日中パソコンの前に座りっぱなし。ディスプレイをにらみながらマウスで細かい表示をクリックして数値を入力し、色や形を微妙に調整していくという作業をやっていた。こういう作業は、まず目にくる。視神経の酷使で肩がやられて、首がやられ、腕が上がらなくなる。首を後ろへ回したら、イテテテ……！　酷使した視神経は温めるのが良い。そこでサウナへ、ということになる。

サウナに行くとやはり楽になる。凝り固まった肩や首が柔らかくなる、関節を繋いでる固くなったゴムが温度で柔らかくなって弾力をとり戻す。気分もリセット。でもまた仕事場に戻れば数値入力、身体はまた凝り固まってゆく。数値入力→サウナ

↓数値入力↓サウナ↓数値入力↓サウナ……毎日この繰り返しをしていた。

そんな生活を続けていたある朝、あれ？　ちょっと耳がおかしいんじゃないかな、と思った。なんか詰まってる感じ。試しに「あ」と声を出してみたら、すっごい遠くで「ぁ」と聞こえる。水の中にいるような感じ。耳掃除をしてみたが、何も出てこない。寝起きだし、身体の機能がまだ正常に働いていないんだな、歳とるとこういうことも出てくるんだな、しばらくしたら治るだろうと気長に構えた。

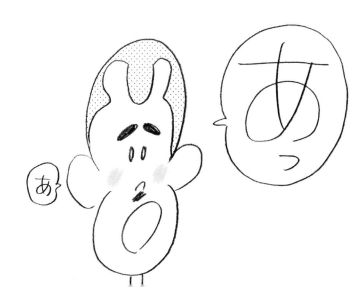

多少聞こえづらくても、外傷があるわけじゃないから痛くもないし、メールは読めるし、数値入力、仕事もできる。今現在のぼくの日常生活には意外とそれほど支障はない。ただ不安なだけ。

お昼になったが、あいかわらず耳は聞こえづらいままなのでネットで調べてみた。検索キーワードは、「耳」（半角スペース）「聞こえない」（半角スペース）「突然」、検索ポチ。

けっこうヒットする。「突然耳が聞こえにくくなる病気」「突発性難聴」「放っておくと元に戻らない」怖い記事がズラリ……。

「それほど支障はない」とさっきまで思っていたが、このままではマズい。不安がつのってきた。放っておいたら元に戻らないかもしれない、戻らなかったら……。

補聴器、40代で補聴器は早熟すぎる。

「補聴器」で検索、ポチ。

業界初！　超小型補聴器。耳に入れてスイッチオンするだけで面倒な調節は不要。超軽量、驚きの1・8グラム。

補聴器の世界も進化してるんだなあ。

さらに進化！　デジタル補聴器。ドイツ製。デジタルなので音がクリアに聞こえます。装着も簡単で耳の中に軽く押し込むだけ、見た目もほとんど

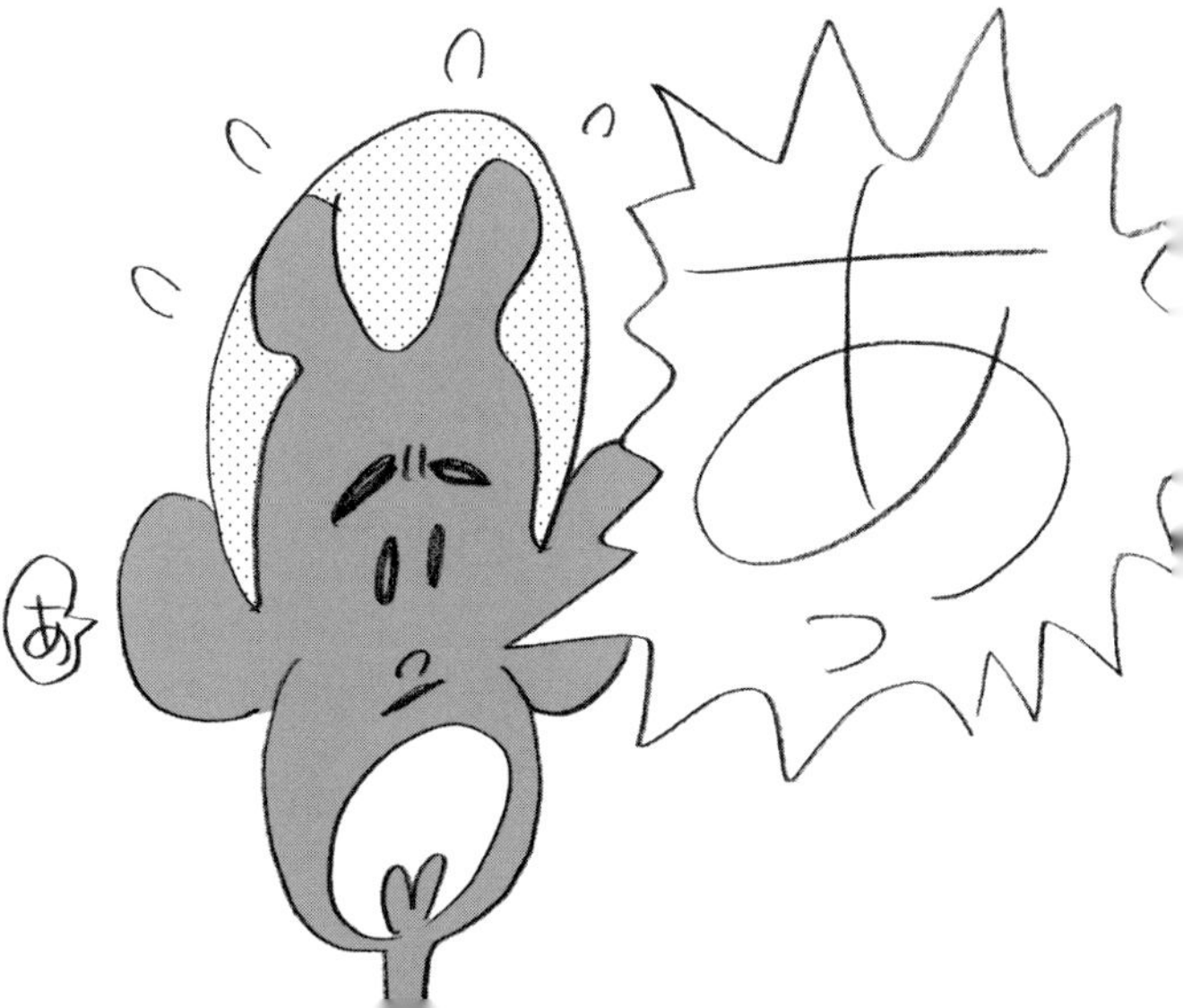

ど気づかれません。
新聞や食器が出す生活のノイズを大幅にカット。
やわらかく、しかもコントラストのある「聞こえ」を実現したデジタル補聴器です。

なんかすごそう！

ついに登場！　補聴医学の専門家である耳鼻科医が研究開発した本格的補聴器。
本来の聞こえ方に限りなく近い自然な音質を実現。なんと、ＦＭ・ＡＭラジオ付き！

いいねえ〜。

世界初の特許技術！　人工耳介《じかい》を応用した最新補聴器。
人間の耳に限りなく近い働きで方向や距離を立体的に知覚。
音の聞こえる方向をハッキリと認識し、識別ができます。

この新しい補聴器のおかげで、昔の若さをとりもどしました！　今までは、家族や友人との会話もおっくうで、口数も少なく塞《ふさ》ぎ込んでいましたが、補聴器をつけたその日から、家族との会話も広がり、老人会で仲間もでき、すべてが良い方向に。毎日元気に過ごすことができております。群馬県　会社役員（97歳）

やばい！　買いそうになる。

買いそうになってる場合ではない！　まずは治す方向で考えないと！

嫁が部屋に入ってきて声をかけられた。

「お昼ゴハンできてるよって、何回も呼んでるのに、さっきから返事しないわよねえ……」

聞こえてなかった。

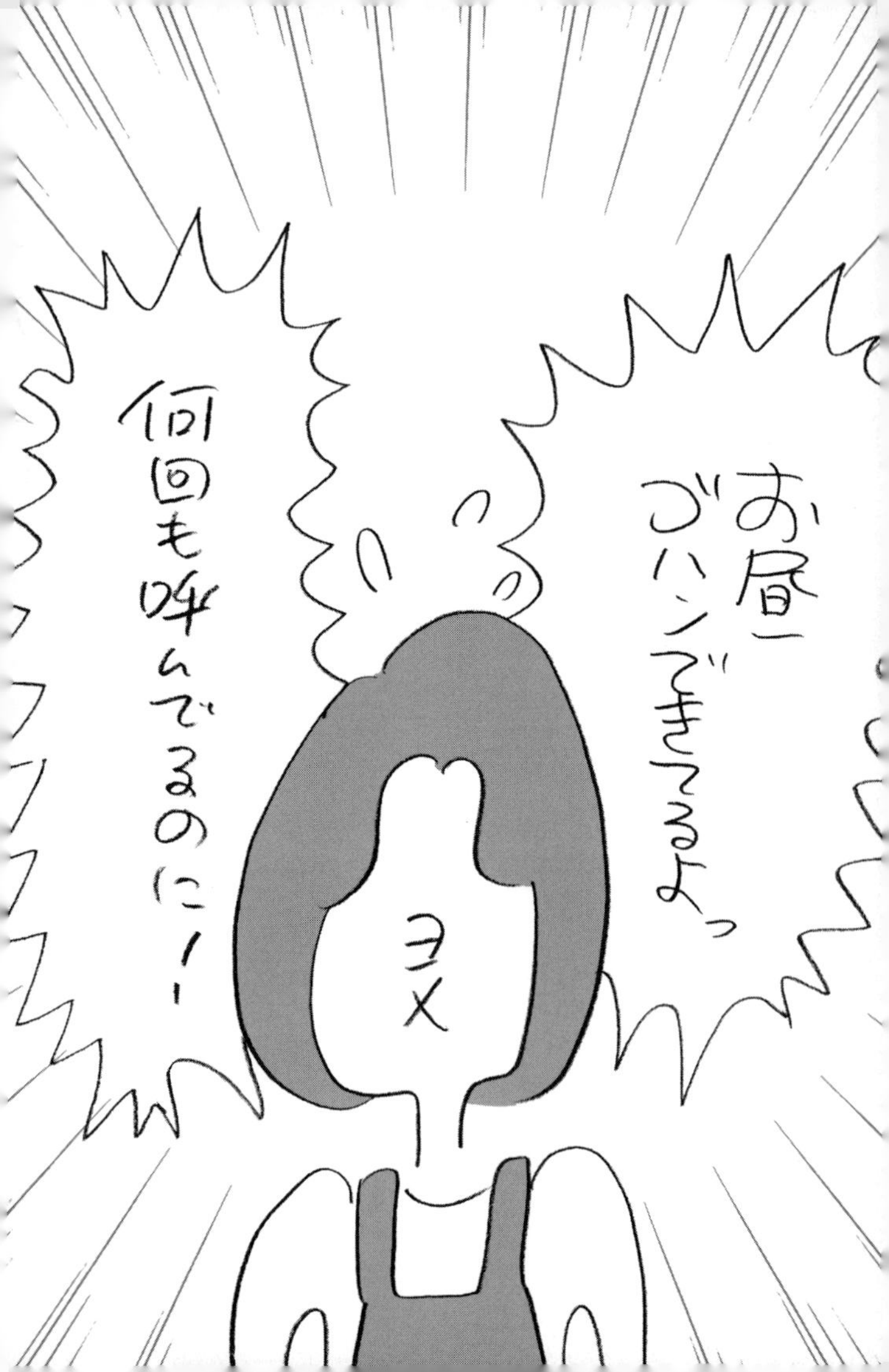
お昼ゴハンできてるよっ
何回も呼んでるのに!!
ヨメ

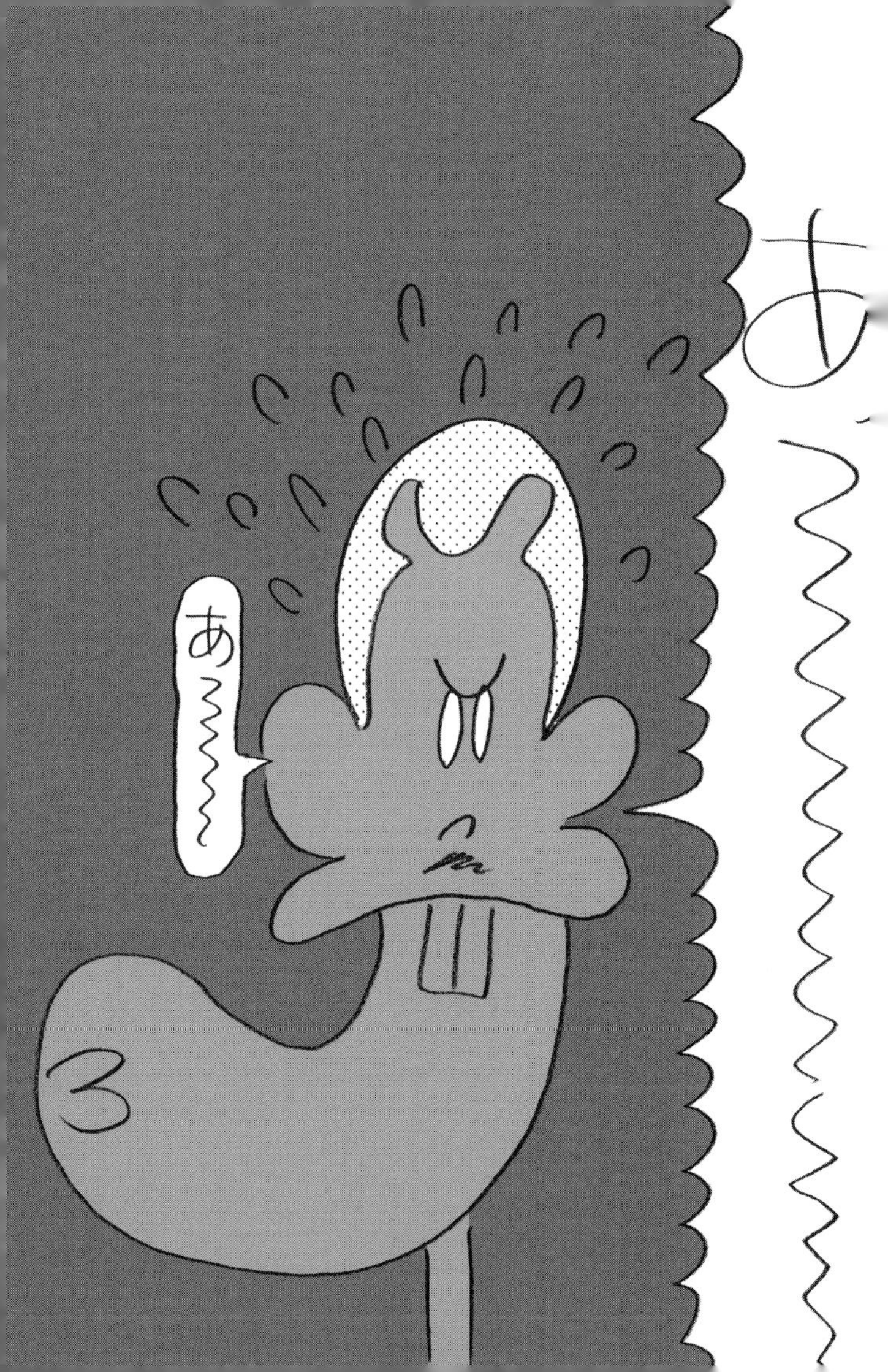
あ〜〜〜
あ〜〜〜

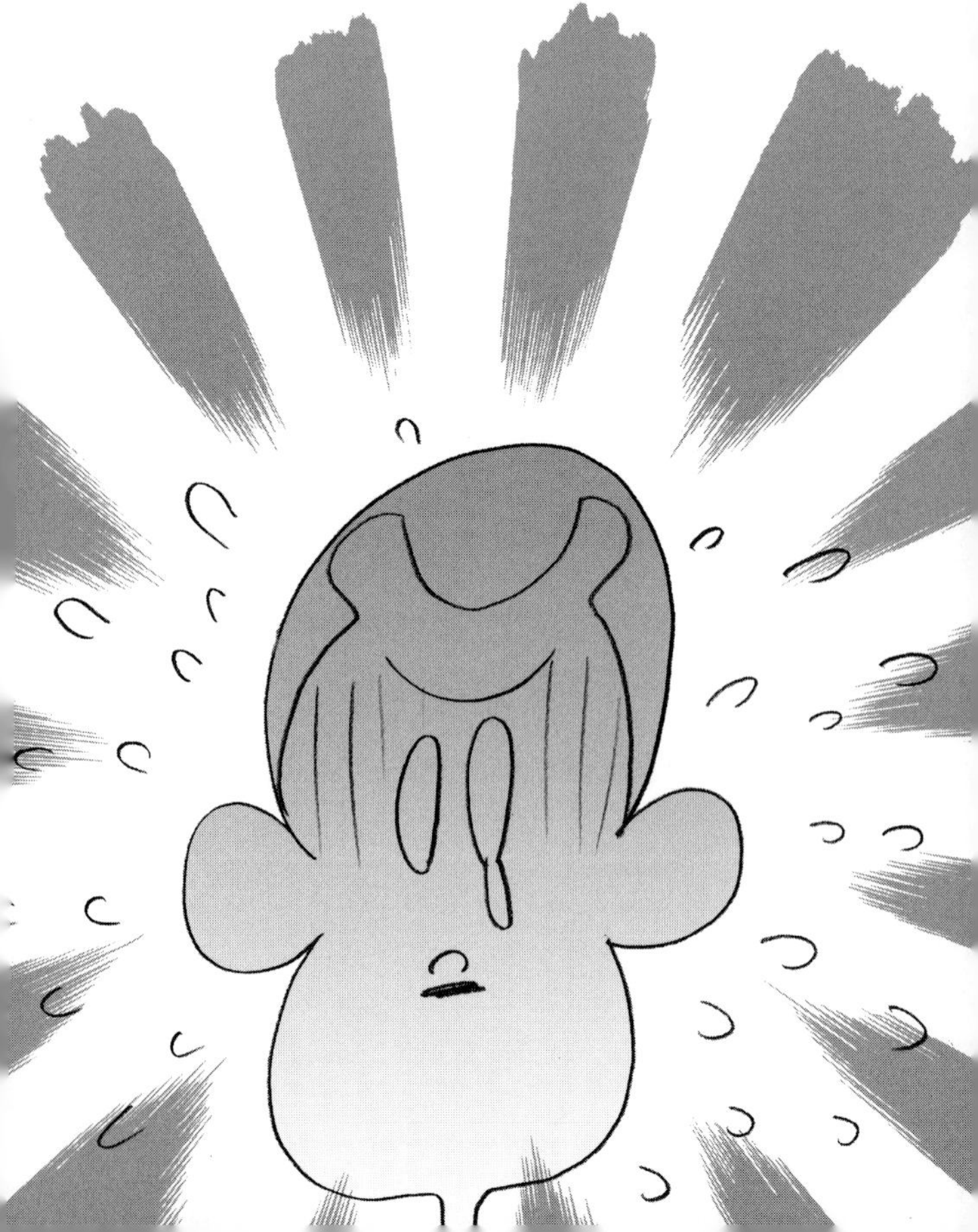

session 008

病院へ

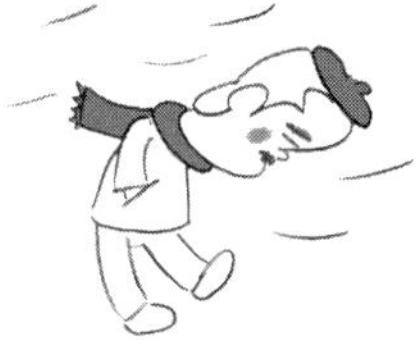

次の日も、耳は治っていなかった。

病院へ行った。

病院に着くと、まずは聴力検査。蚊が鳴くくらいの小さな音も、あいかわらず水の中のような曇った音だけど、どれもかなり聞こえた。

聴力的には問題ないと判断され、テストクリア。次は耳抜きのテスト。毎日、多いときは一日2回もサウナに行ってる。いつも湿度の高い空間にいるせいで、耳の中に水分が入ってしまった可能性も考えられなくはないが、これも問題なしということで、テストクリア。

それら検査の結果を見た医者曰く、「耳の機能的にはどこも悪くないです」と。

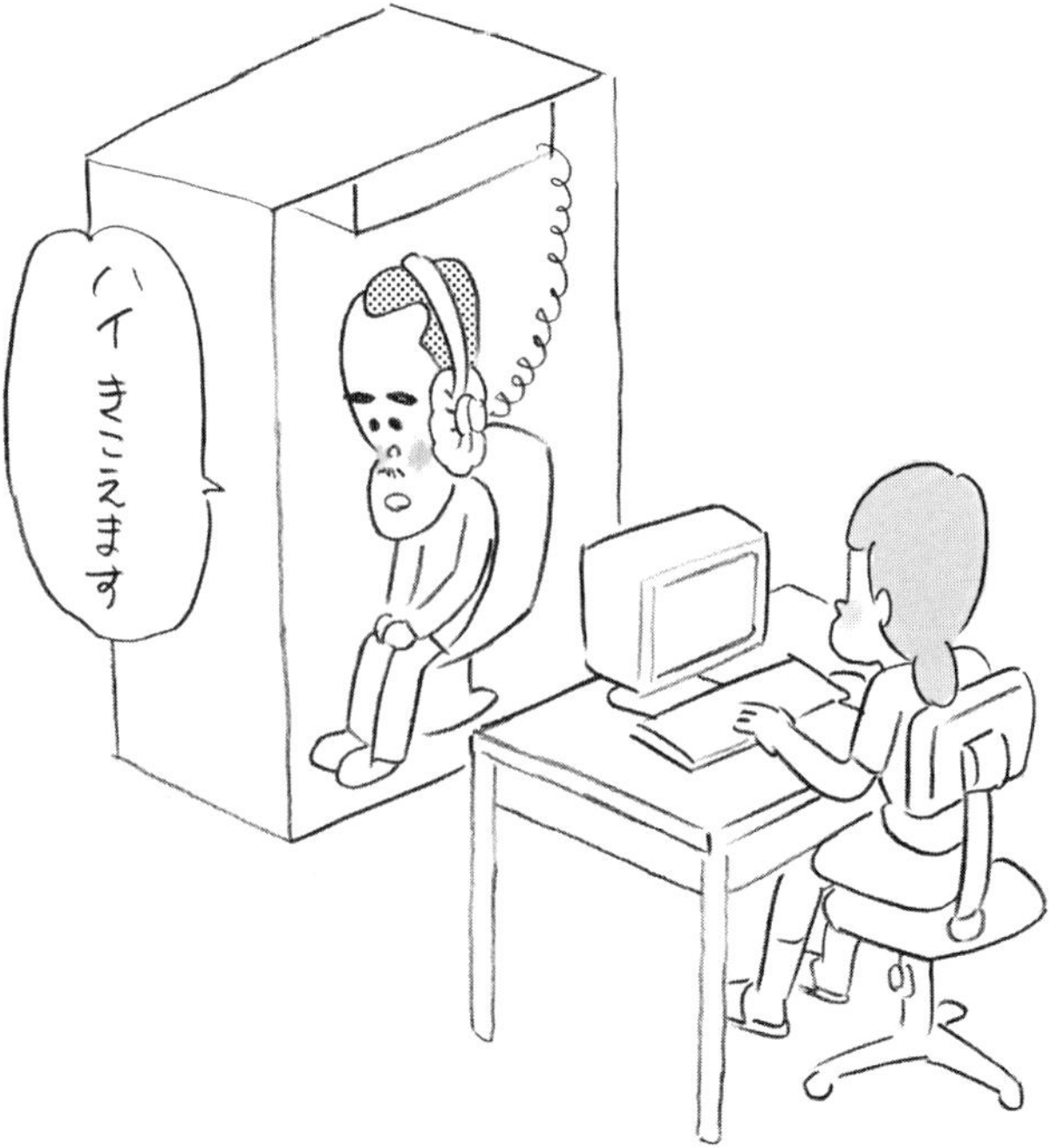
ハイ きこえます

「え？」じゃあこの耳の閉塞感は何？

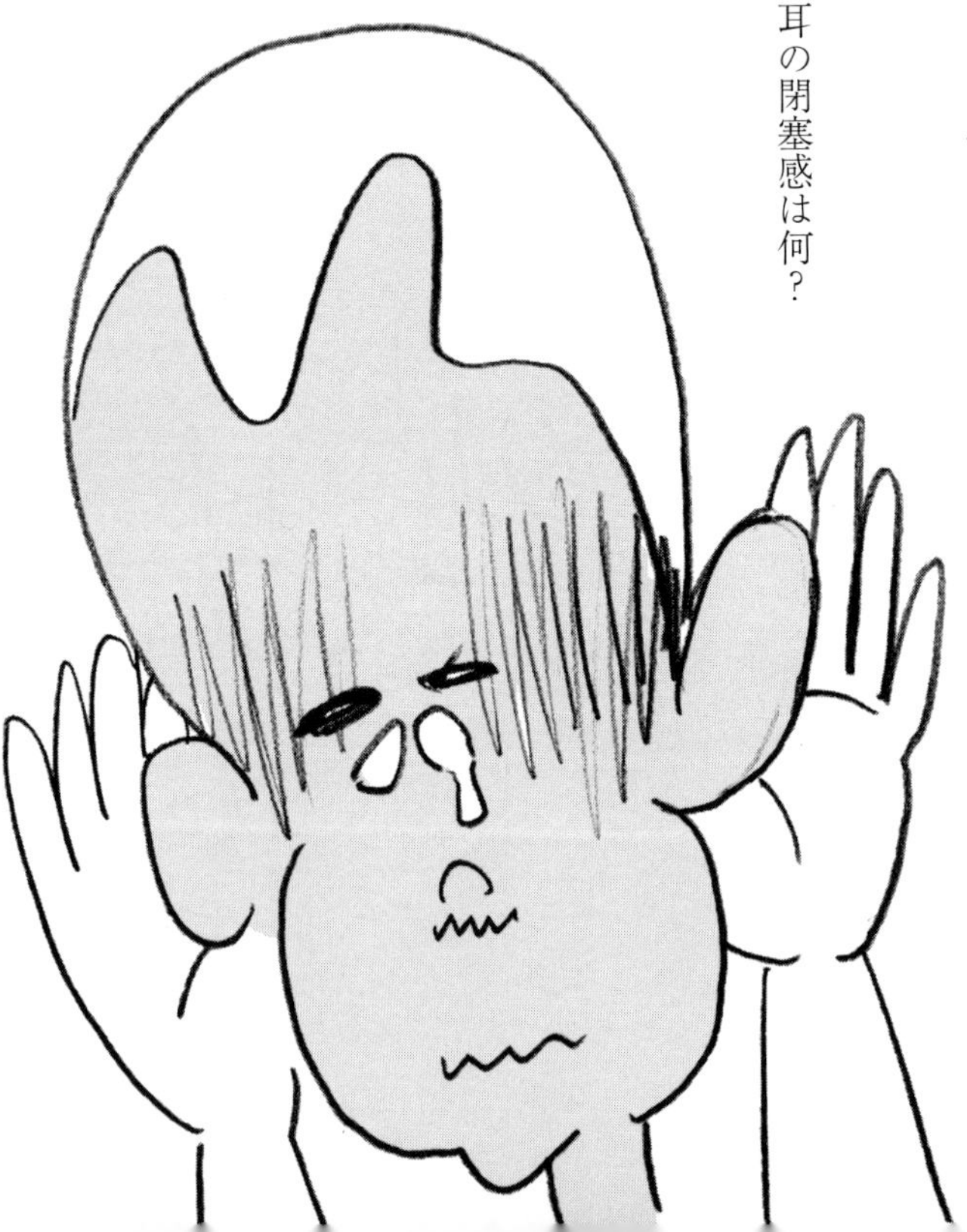

医者は続けて「ただそういう患者さん増えてます。自律神経失調の疑いがあります」と。

そして質問用紙を渡された。「食事がのどを通らないですか？」「死にたいと思うことはありますか？」「何か心配事はありますか？」――こんなたぐいの質問に「はい・いいえ」で答えていく。でも、どれも全然当てはまらない。思い当たるフシもない。毎日サウナに行って、汗をかき、身体的にも精神的にも健康だと思っている。食欲もある。

医者は「もっと調べないとわかりませんが、現時点では……」と前置きしてから、「うつ病」という診断を下した！

えええええええええええ！

その日は、ひとまず、耳の薬を処方してもらい、診察が終わった。

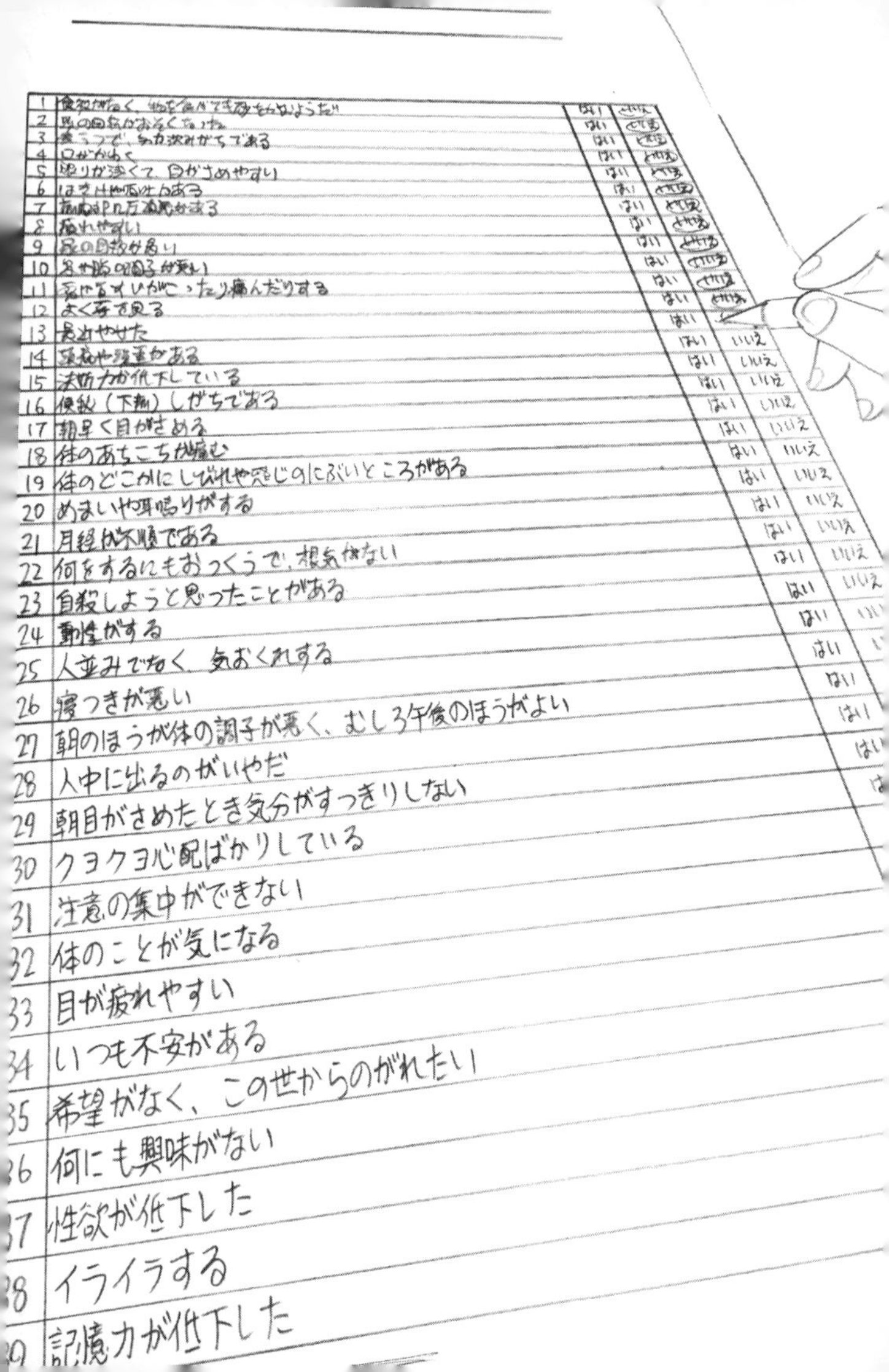

4 口がかわく
5 眠りが浅くて、目がさめやすい
8 疲れやすい
9 尿の回数が多い
12 よく夢を見る
13 最近やせた
14 頭痛や頭重がある
15 決断力が低下している
16 便秘（下痢）しがちである
17 朝早く目がさめる
18 体のあちこちが痛む
19 体のどこかにしびれや感じのにぶいところがある
20 めまいや耳鳴りがする
21 月経が不順である
22 何をするにもおっくうで、根気がない
23 自殺しようと思ったことがある
24 動悸がする
25 人並みでなく、気おくれする
26 寝つきが悪い
27 朝のほうが体の調子が悪く、むしろ午後のほうがよい
28 人中に出るのがいやだ
29 朝目がさめたとき気分がすっきりしない
30 クヨクヨ心配ばかりしている
31 注意の集中ができない
32 体のことが気になる
33 目が疲れやすい
34 いつも不安がある
35 希望がなく、この世からのがれたい
36 何にも興味がない
37 性欲が低下した
38 イライラする
記憶力が低下した

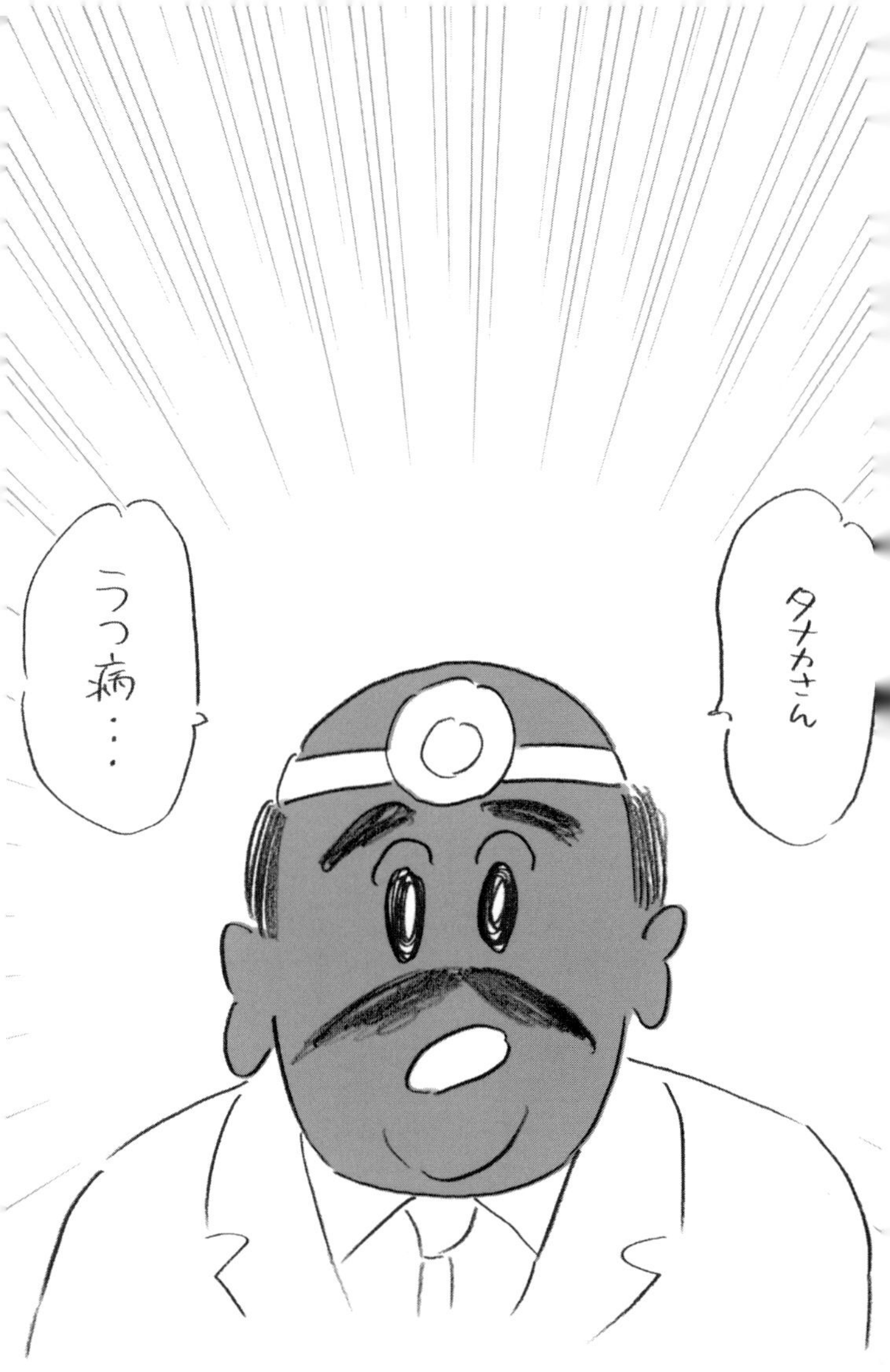
タナカさん
うつ病・・・

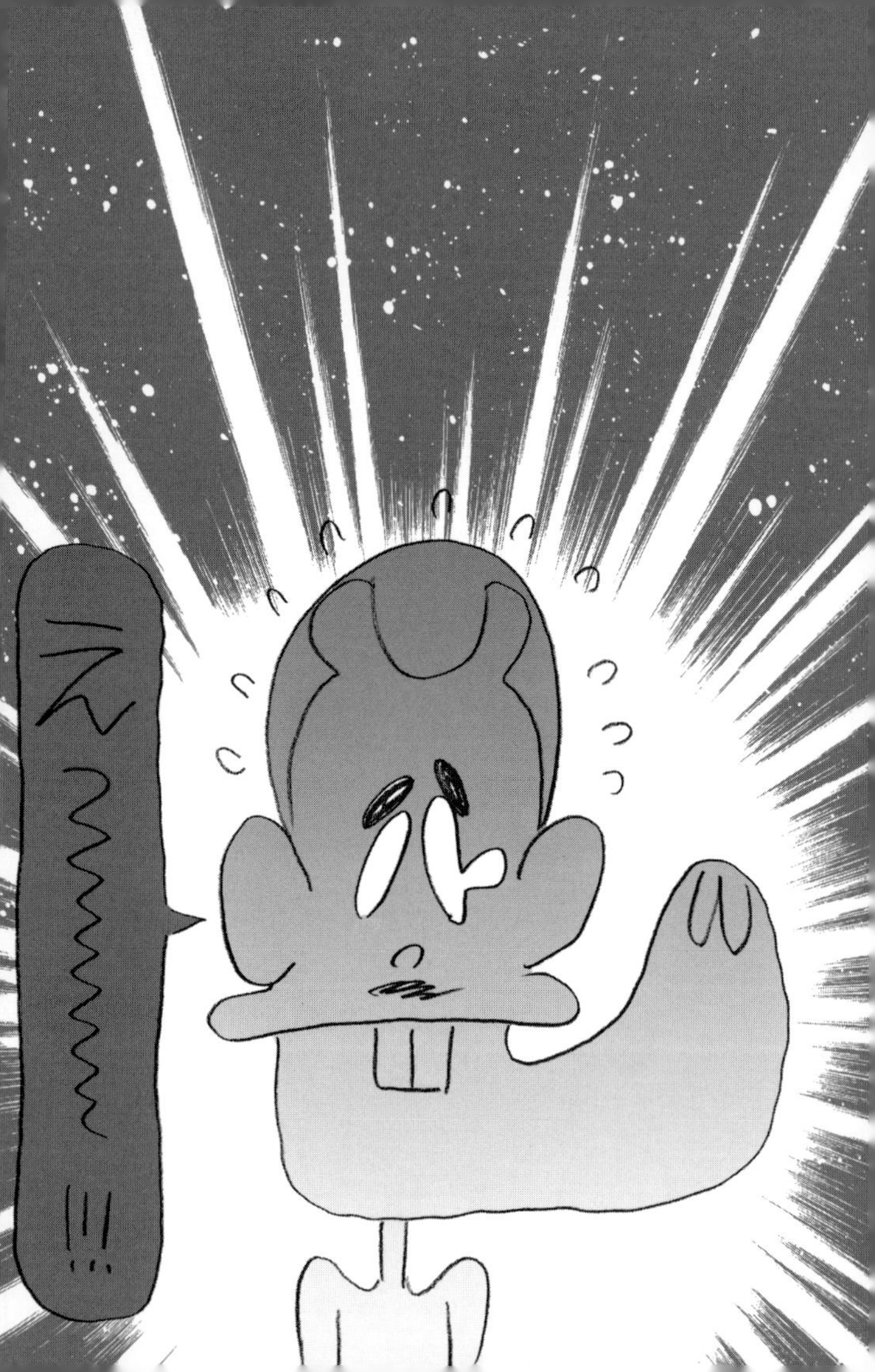
え〜〜〜〜!!

Illust: Yoshifumi Hasegawa
Design: Suzuki Seiichi Design Office

いろんなテーマで、
あらゆる視点で
プラスアルファは、
次々生まれます

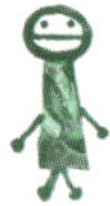

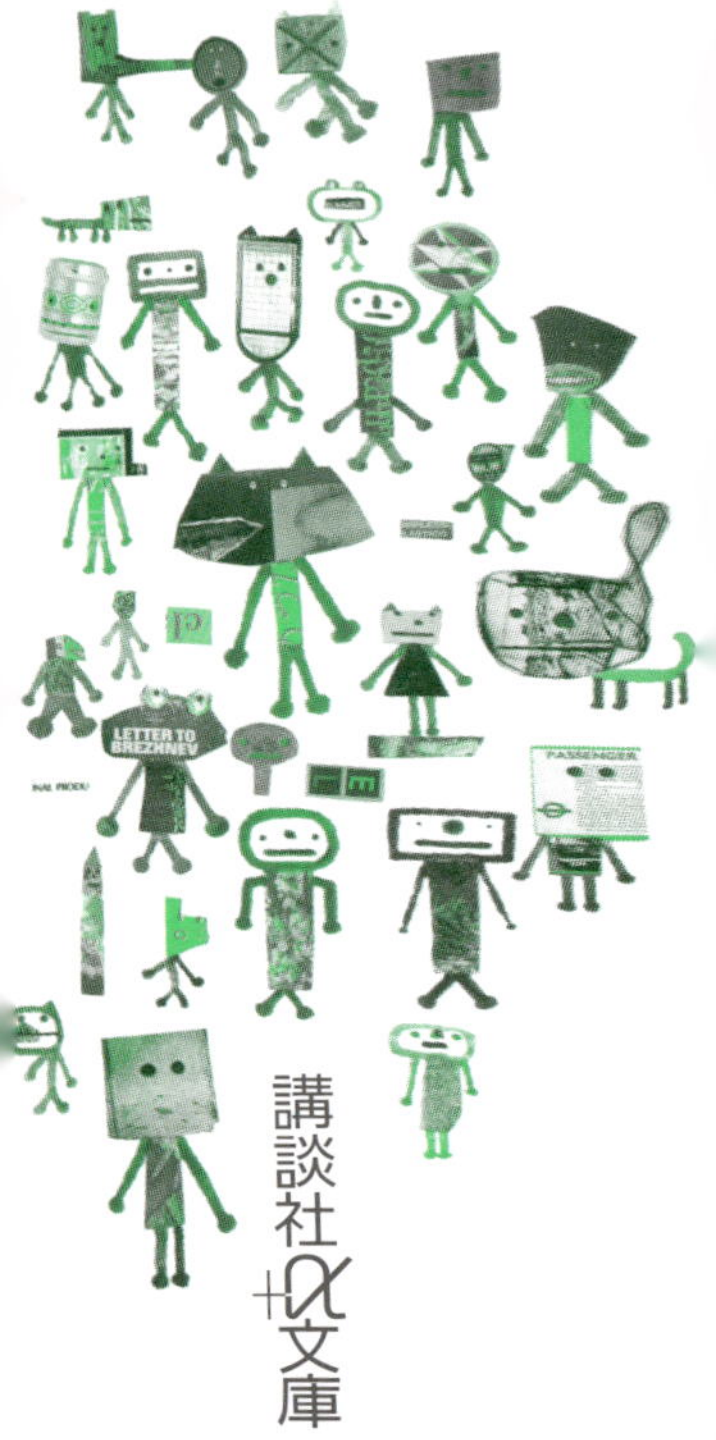

講談社+α文庫

ぼくをうつ病と診断した医者はやぶ医者なのかも！　そう思って、病院の評判をネットで調べてみた。

「病院の名前」（半角スペース）「先生の名前」（半角スペース）「評判」、検索ポチ。

「近所では赤ひげ先生と呼ばれています。とても話を聞いてくれるし、親切で丁寧」

「治りがすごく早かったです」

「安心して任せられる」

「先生は見た目は少々いかついですが、気さくで優しく、説明も丁寧」

「家族全員こちらの大ファン」

「また難聴の研究が専門だったらしく、翌日には聴力も戻りました。一つの問題点は人気がある為、非常に待ちます」

「的確な判断力と手先の正確さがすごいです」

「先生が開業しているというだけで、行かなきゃ損です」

「患者のことを一番に考えてくださる温かい方です」

アホほど評判がいい〜〜〜！　マジ？

耳の調子がおかしくなったのは明らかにサウナが原因だと思う。

耳の毛細血管の血流には酸素を調整する働きがあって、それを司《つかさど》るのが自律神経だから、これだけ毎日サウナで血行をもてあそんでいれば支障も出るに決まってる。

そう思ってはいたけど、医者の問診のときに、ぼくはあえてサウナのサの字も出さなかった。

逆におまえ当てろ！　って思ったんですね。おまえプロやろ！　と。

俺が今サウナに行きすぎてることを当ててみろ！　と思っていたんです。

プロの医者であれば、すべてを見抜いてほしかった。

「あれ？　血圧で遊んでないですか？」って質問してほしかった。

さらにもう一声、「おたく、サ道をたしなんでいらっしゃいますか？」……

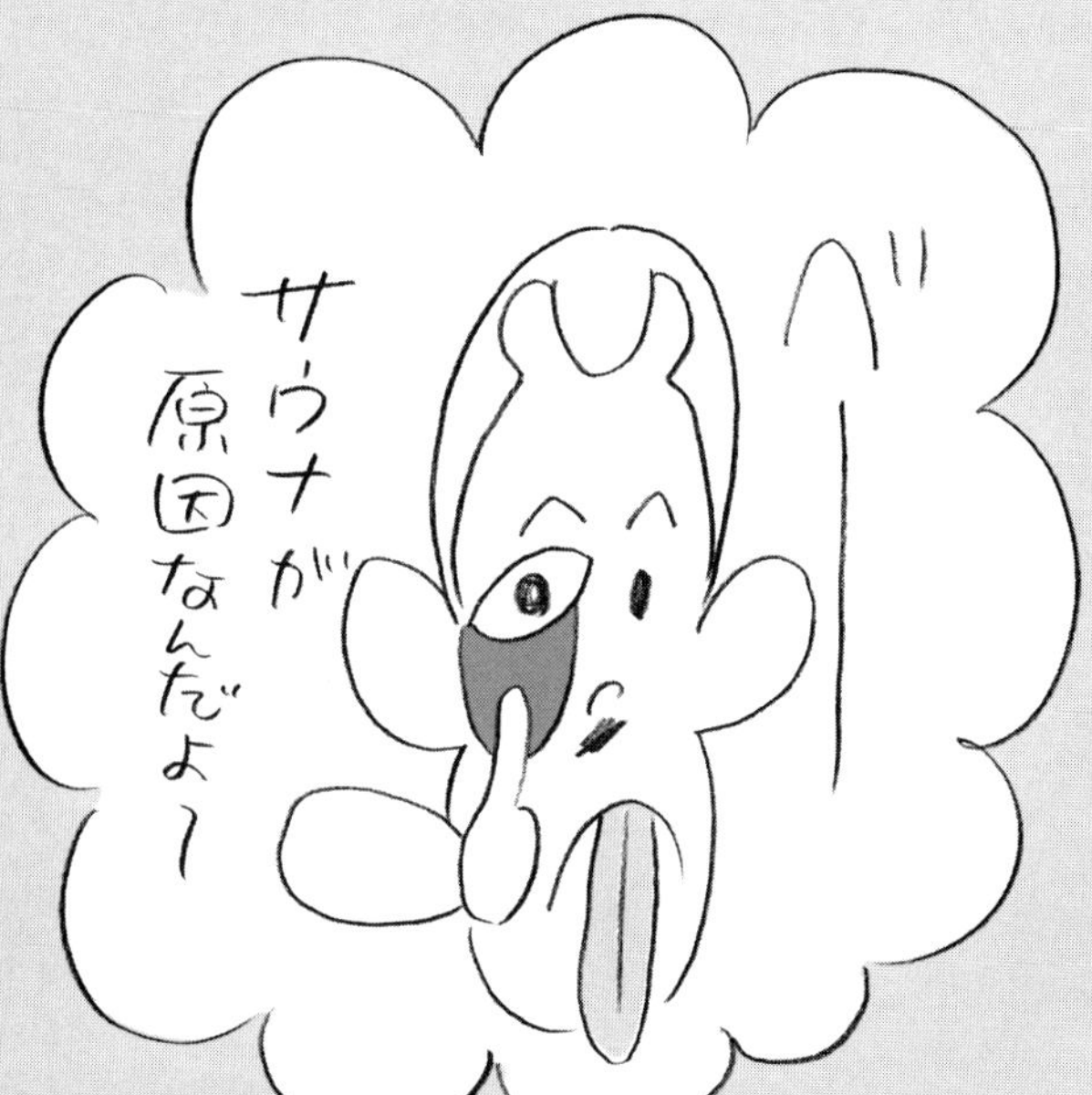
サウナが原因なんだよ～
バー

ここまできたら、堂々とひげを赤くしてもいいいと思う。それが「うつ病」では納得がいかない。

ぼくは心の中で「残念でした〜〜〜、俺、今サウナ行きすぎなんだよ、べ〜〜〜〜〜〜」真っ赤な舌を出した。なんでそんな心理になっていたのかはわからない。まさか、そんなに評判が良いとは……。

肝心の耳は、医者に処方された血流を調整する薬がよく効いて、飲んだ30分後には音が戻ってきた。

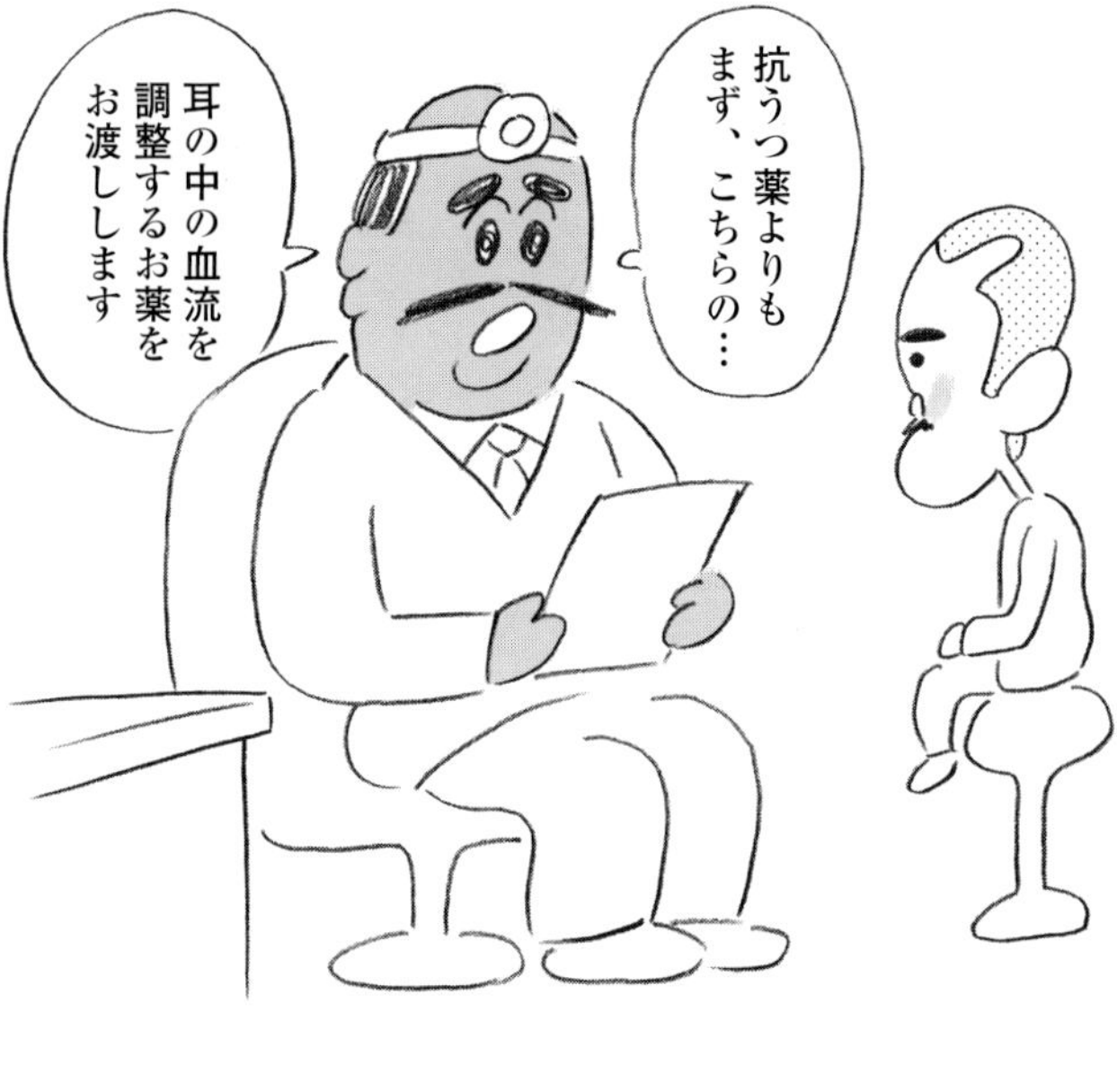
抗うつ薬よりもまず、こちらの…
耳の中の血流を調整するお薬をお渡しします

結局はうつ病ではなかったようです。

それから……

さすがにしばらくの間はサウナ通いをやめた。

サウナに行かない生活はつらい。行かないと気分がすぐれない、イライラする。依存の症状が出ていた。

でも夢中だったサウナと少し距離をおいて、サウナへの理解とセッションでの体験を通して、自分の身に起こったことを見つめなおすいい機会かもしれない、そんな時期にきたんだと思うようにした。

朝起きたら聞こえづらくて調子が悪い、薬を飲むと午後には元に戻る……という状態が何日か続き、薬を飲む日を徐々に減らし調整していった。無事、耳は元に戻っていった。

そういえば、

耳が聞こえなくなったときにおもしろい体験をした。老人がよく、「自分に都合のいいことだけよく聞こえる」みたいなのがあるというが、ぼくも耳が聞こえづらい生活の中で、都合のいいことは聞こえて悪いことは聞こえないっていうのが何回かあった。あれはやっぱりホントにあるみたい。

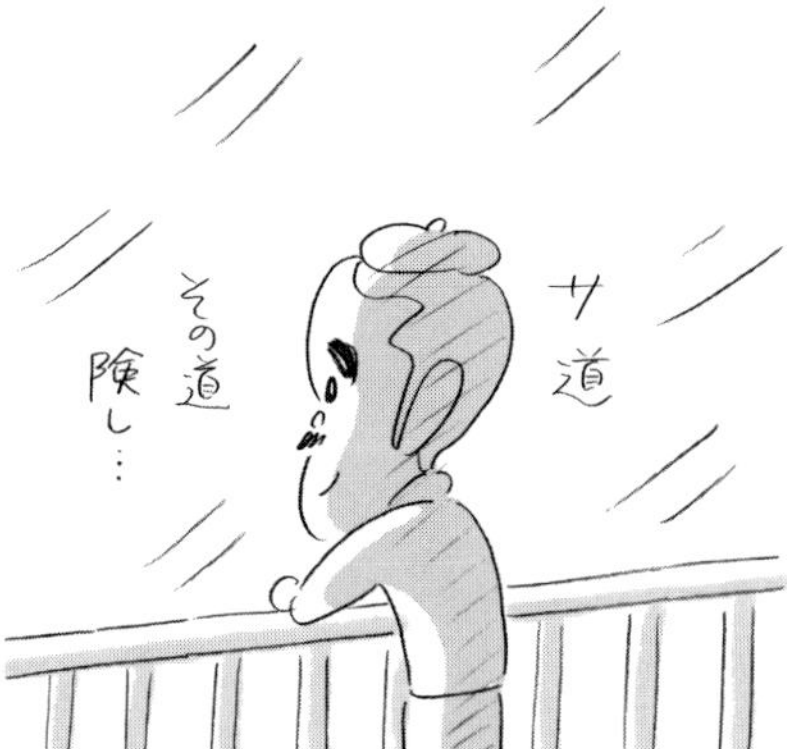

session 010

蒸し友の会話

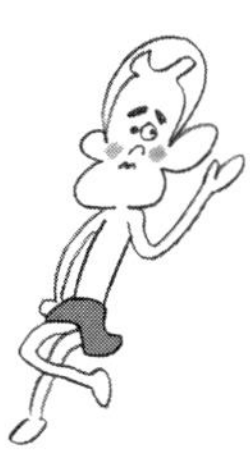

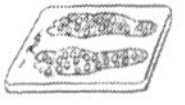

サウナに入ってる者同士、会話が始まることがある。

蒸しZと毛蒸氏もよく会話を交わしている。ずいぶん前から顔見知りなのだろう。ふたりとも50代後半くらい、ぼくは40歳になったばかりなのでサウナ界では若手の新人だ。

まだ彼らとは一言も会話を交わしたことはない。けれど、きっともう常連として顔は覚えられているだろう。

たまに、ぼくを気にしてこちらをチラチラ見てくることがある。でもぼくは喋らないと決めている。

彼らの会話の中に、彼らが何者であるのかというヒントがたくさん出てくる。それを想像するのが楽しい。

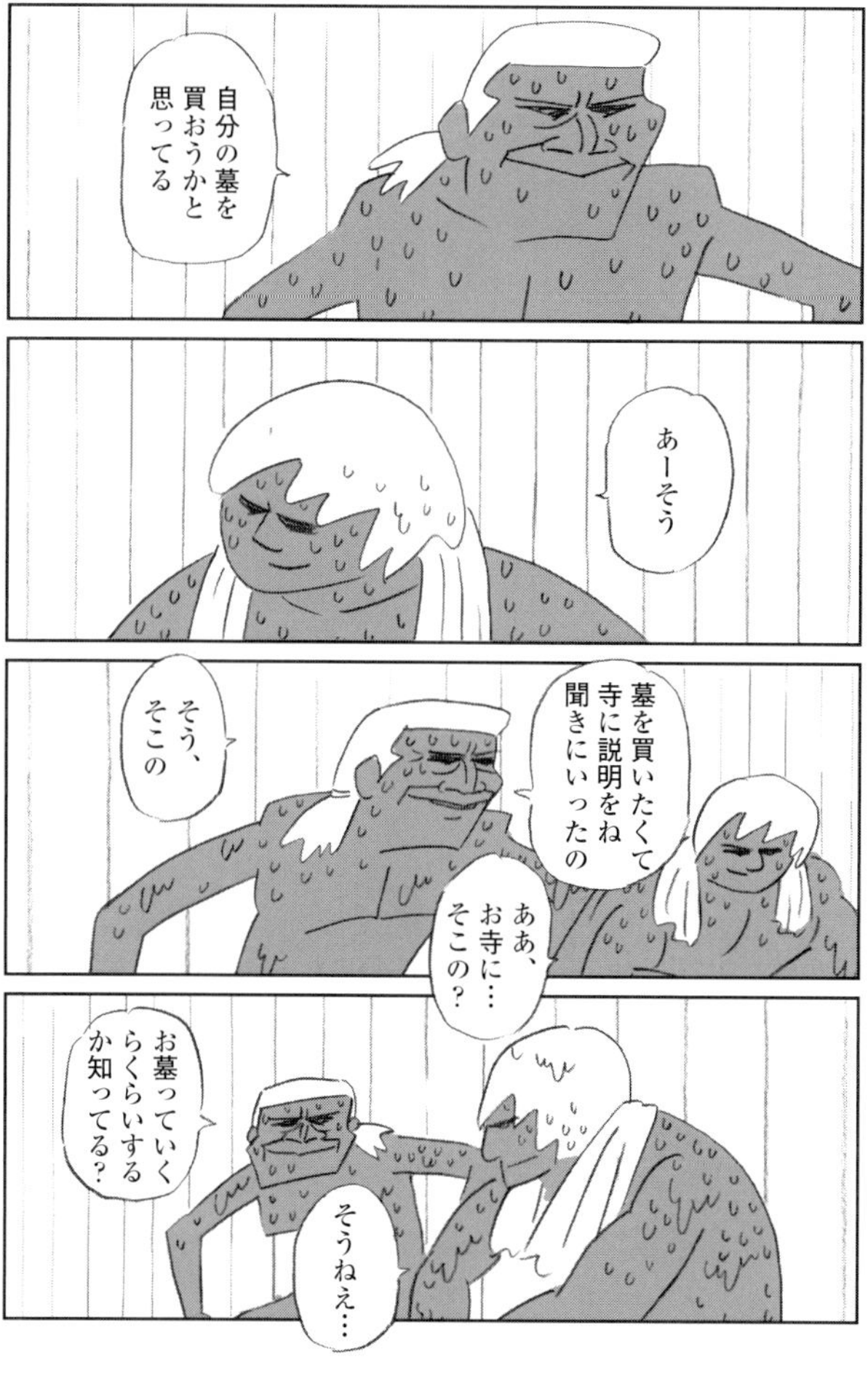

自分の墓を買おうかと思ってる
あーそう
墓を買いたくて寺に説明をね聞きにいったの
そう、そこの
ああ、お寺に…そこの？
お墓っていくらくらいするか知ってる？
そうねえ…

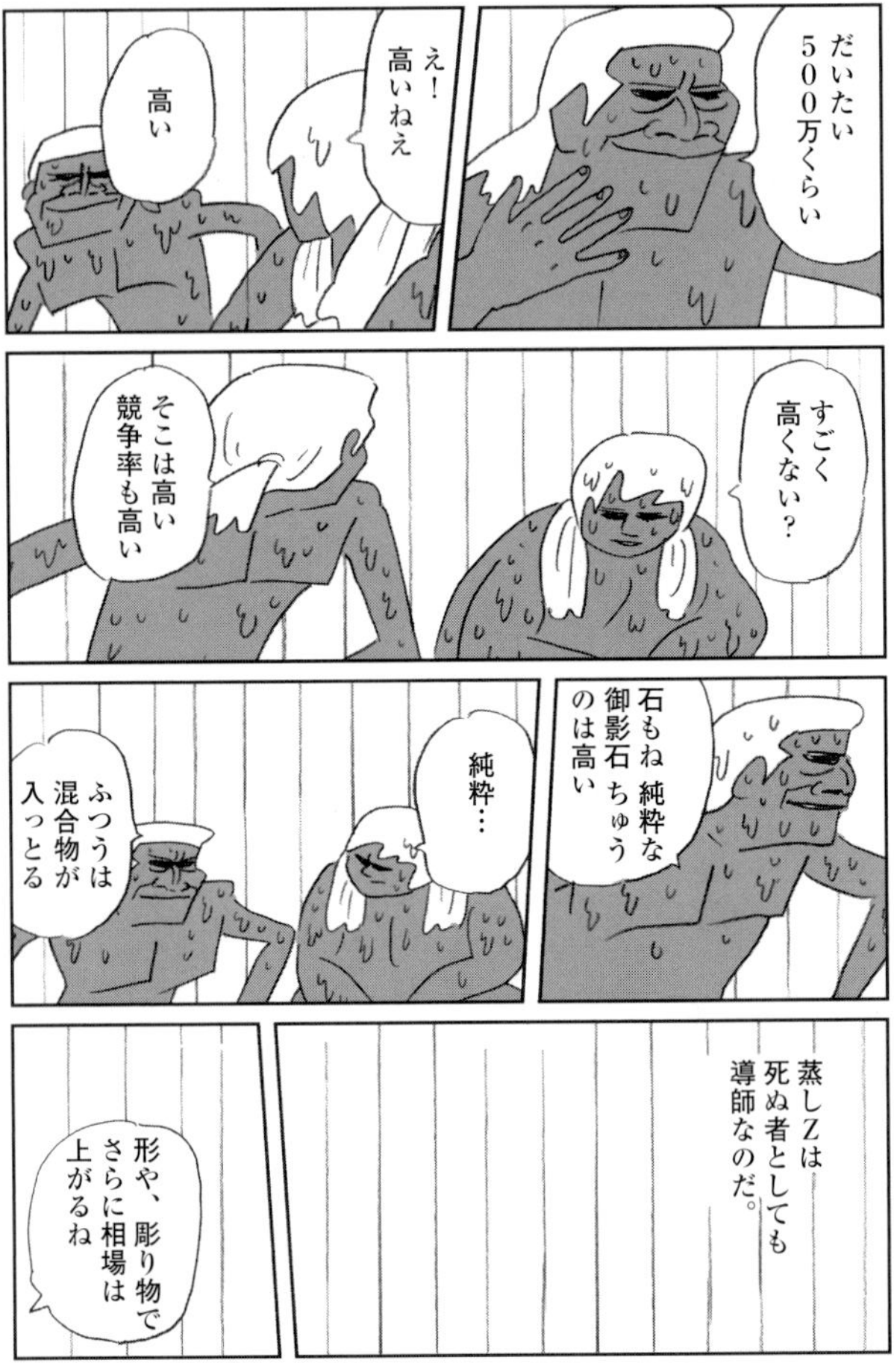
だいたい500万くらい
え! 高いねえ
高い
すごく高くない?
そこは高い競争率も高い
石もね 純粋な御影石 ちゅうのは高い
純粋…
ふつうは混合物が入っとる
蒸しZは死ぬ者としても導師なのだ。
形や、彫り物でさらに相場は上がるね

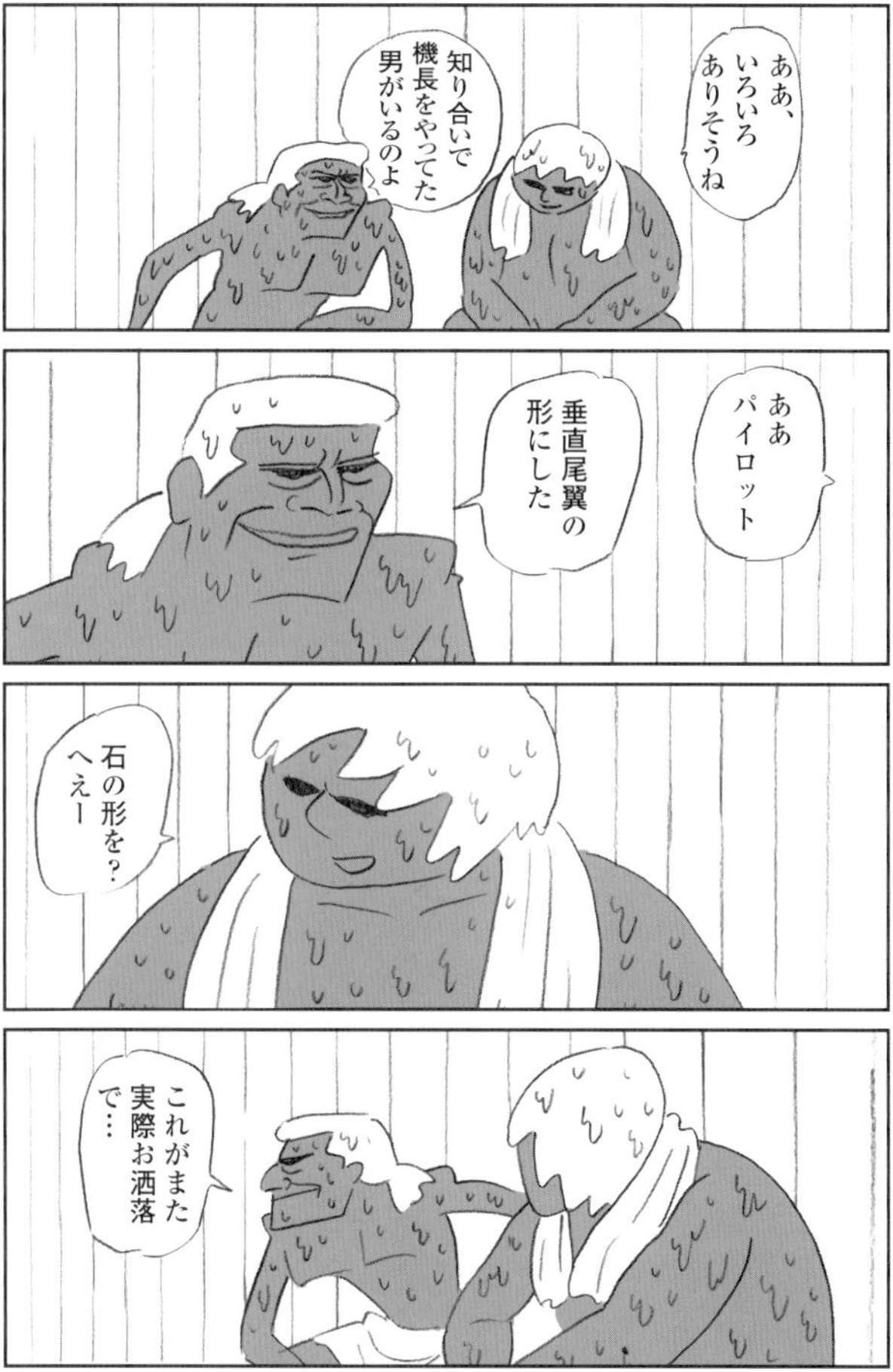
ああ、いろいろありそうね
知り合いで機長をやってた男がいるのよ
ああパイロット
垂直尾翼の形にした
石の形を？へえー
これがまた実際お洒落で…

ぼくの年代では普段、
聞けないような内容だ。

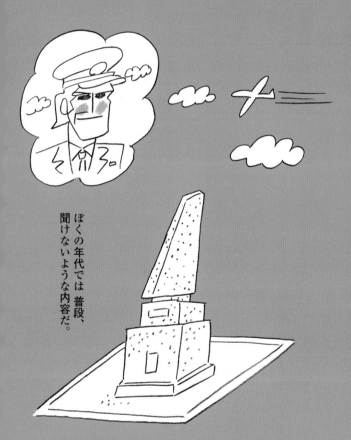

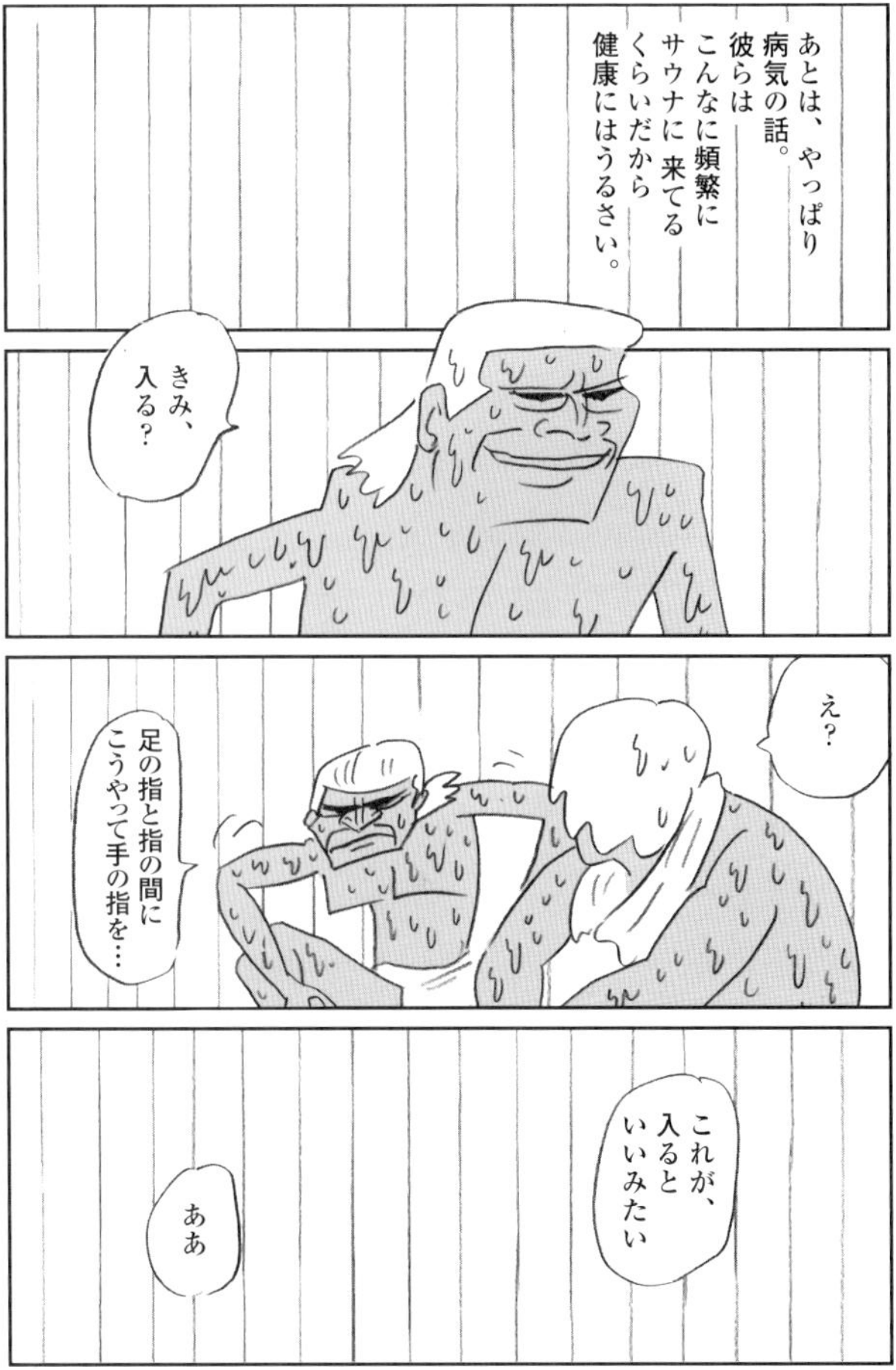
あとは、やっぱり病気の話。彼らはこんなに頻繁にサウナに 来てるくらいだから健康にはうるさい。

きみ、入る？

え？

足の指と指の間にこうやって手の指を…

これが、入るといいみたい
ああ

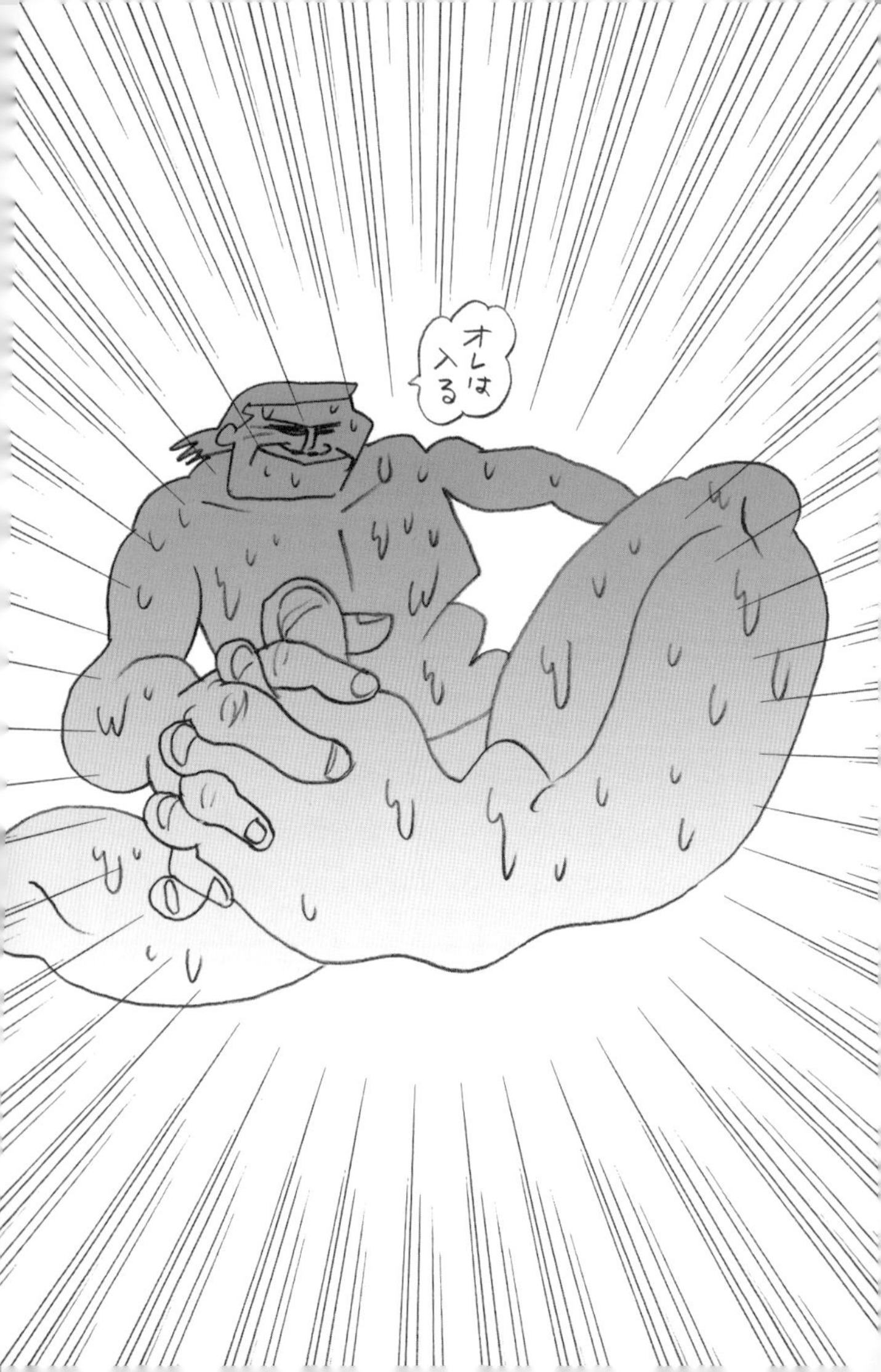
オレは入る

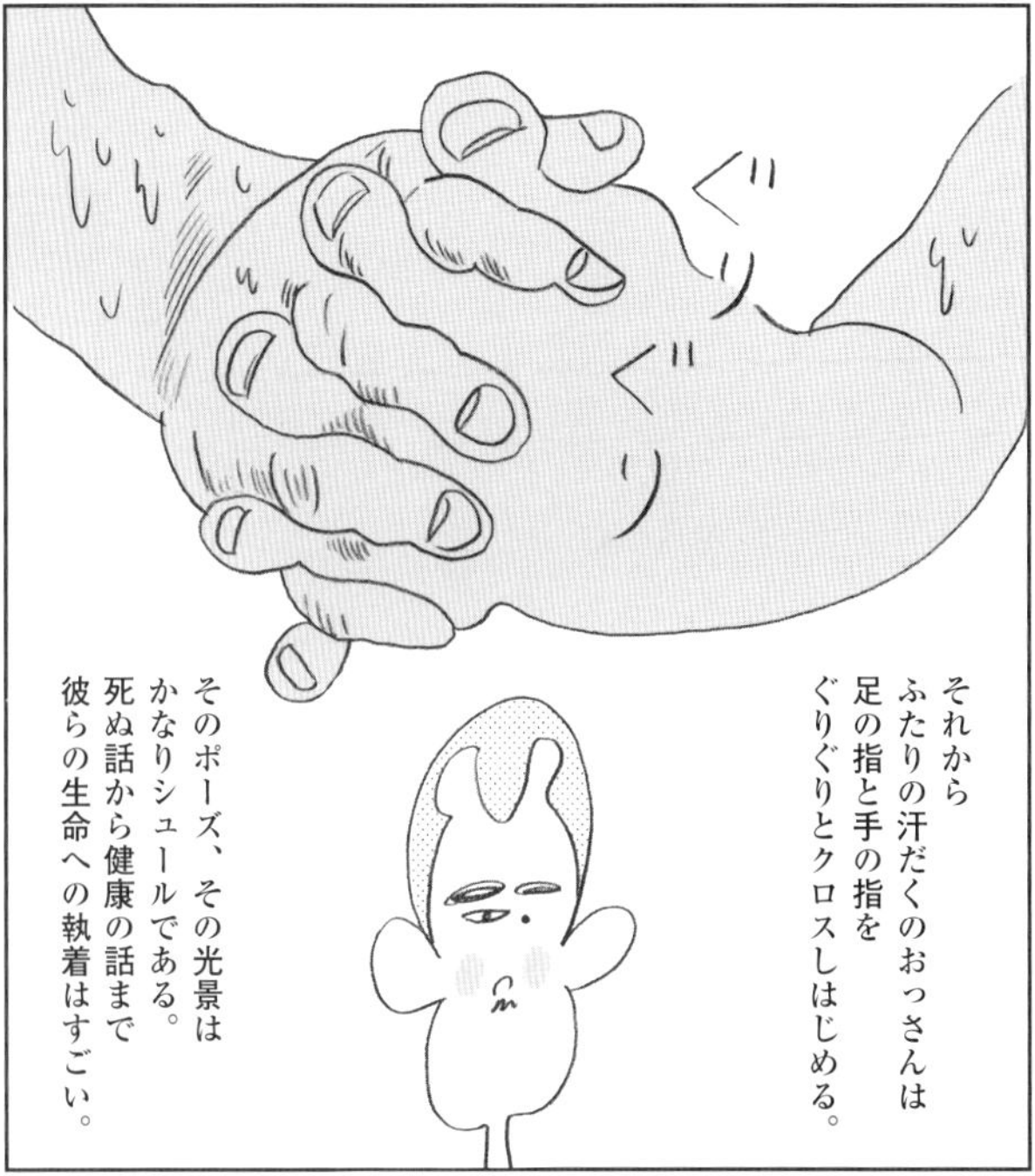
ぐり
ぐり
それから
ふたりの汗だくのおっさんは
足の指と手の指を
ぐりぐりとクロスしはじめる。
そのポーズ、その光景は
かなりシュールである。
死ぬ話から健康の話まで
彼らの生命への執着はすごい。

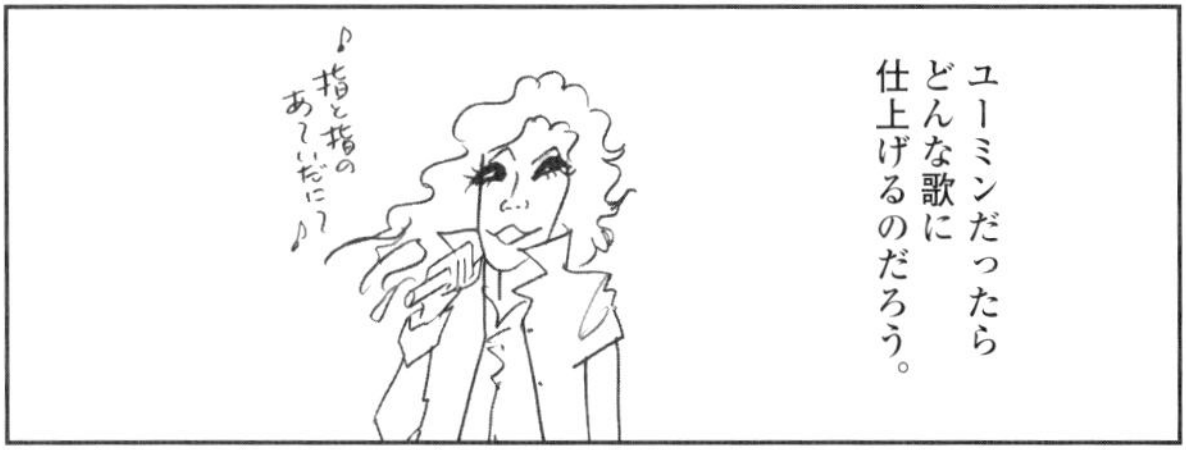
ユーミンだったら
どんな歌に
仕上げるのだろう。
♪指と指の
あいだに♪

ユーミンは昔、お洒落《しゃれ》な喫茶店で交わされている恋人たちの、耳に入ってきた会話を作詞のヒントにした、みたいなことを聞いたことがあるけど、そういう場所での会話とサウナ内での会話では、ずいぶんお洒落度がちがうだろうと思う。あたりまえか。

session 011

風の呂

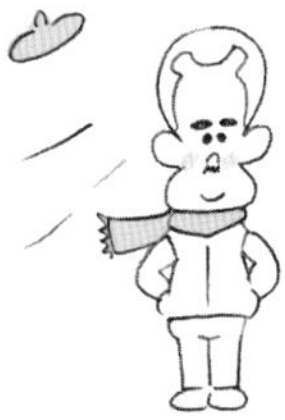

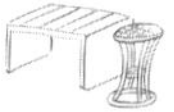

サウナは水風呂とのセッションだ。

これは猛者たち誰もが認めるところだと思うんだけど、必ずしもそうではない事件が起こった。

ある日、サウナと水風呂のセッションを繰り返していると、いつものように脳が活性化してしまい、仕事のアイデアが浮かんできた。メモをとろうと脱衣所に出た。脱衣所というのは湿度が高いので、ちょっと生臭かったりするんだけど、そこは少し前にリニューアルしたばかりで新しい木のいい匂いがする。部屋の片隅にマイナスイオンの出る空気清浄機が置かれ、観葉植物の緑も増えて、すごく気持ちのいい快適空間になった。そばでは扇風機がゆっくりと回ってる。やわらかい風に吹かれ、背もたれのあるイスに深く身を沈めて、アイデアをメモしていたら、だんだんよく知ってる感覚が近づいてきた。

なんだろう？　いつも味わっているこの感覚……あ！　ニルヴァーナが近くにいる！　手足がじ〜〜んっとする。さらに気持ちを落ち着かせて、見え隠れしているニルヴァーナを手探りで引き寄せてゆく。雑念がありすぎるとこの感覚は逃げてしまう。ゆっくりと徐々に引き寄せてゆく。いる！　近くにいる！　手前に来たら思いっきり引き上げる！

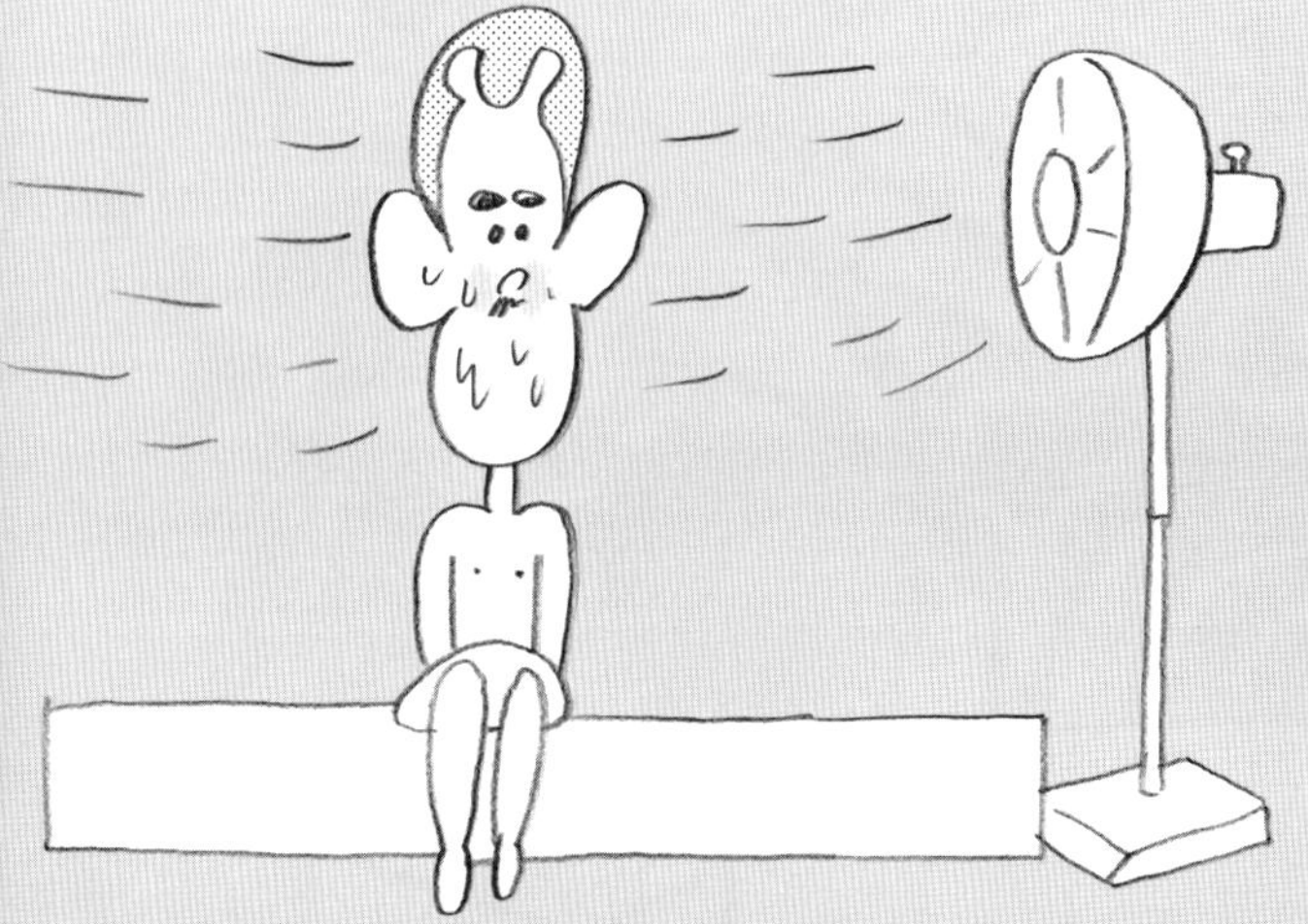

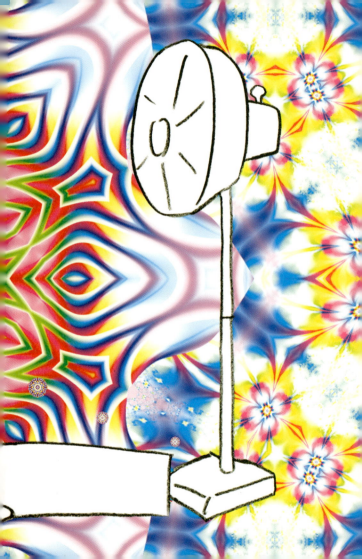

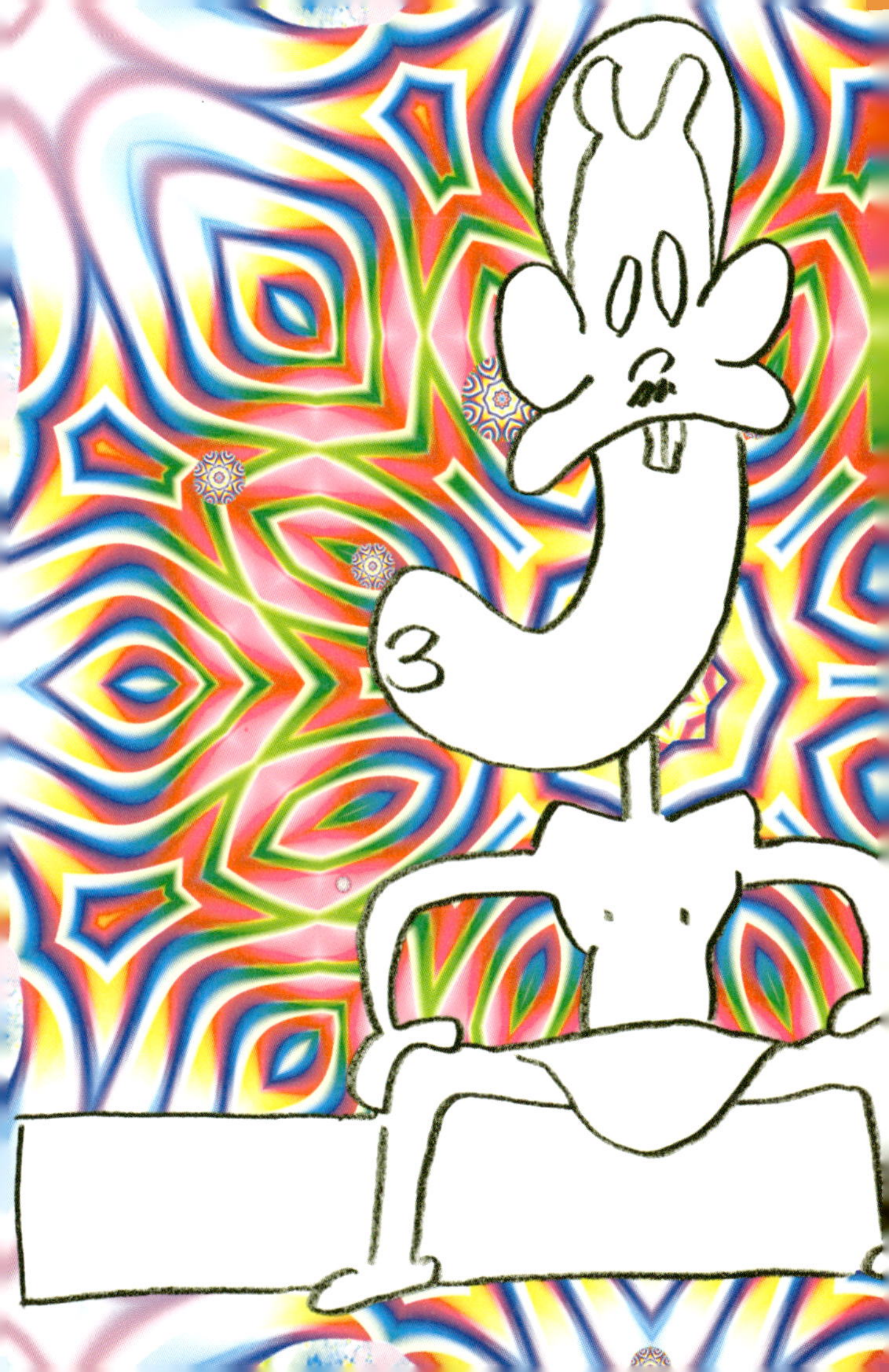

扇風機で獲物をゲット〜〜〜！

サウナとは、水風呂のセッションだと思っていたが、扇風機でもイケることがわかった。

要は身体を冷やして血管をキュッとしぼればいいのだ。身体を冷やすものがあれば、水であろうが風であろうが、なんだっていいのかもしれない。

今はなんだってイケるような気がする。ぼくも今や新人ではない。猛者の風格が徐々に現れてきたのではないかな。少し冷やした濡れタオルでもイケるかもしれない。アイスを食ってもイケるかも。

いや、重要なのはメンタル面である。脱衣所のリニューアルにより木の香りがしていたことが、今回の場合、功を奏したのではないか。思い出せば、最初の体験も新しい木の香りがしていた。

「風呂」というコトバに注目してみたい。水を意味する「さんずい」が入っていない。「風」と「呂」。調べてみたところ、「風呂」とはそもそもサウナのことだったという説が。風呂は平安時代末頃からあったらしく、蒸し風呂形式のものを指していっていたという。これはつまりサウナ。お湯をはって浴槽に浸かる形式は江戸時代からで、それは「湯屋《ゆや》」といわれ、「風呂」と「湯屋」はきちんと区別されてたらしい。諸説ありますが……。

「サ道」は歴史の勉強にもなるな～。

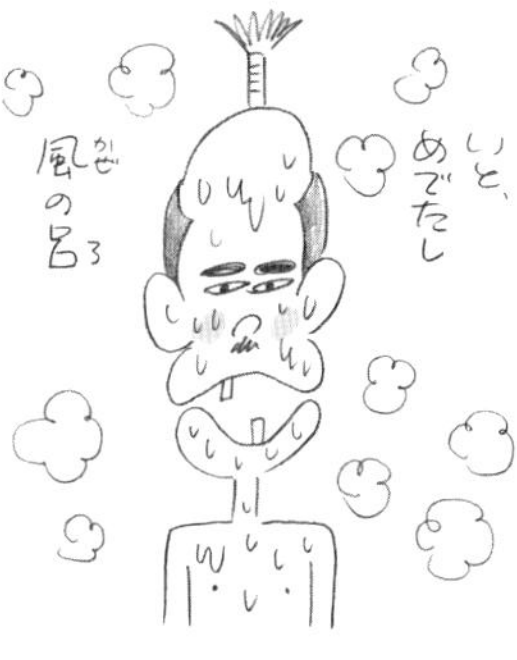

「木の香り」と「風」のことを考えてたら、ひとつわかったことがあった。
水風呂でも扇風機でもなく、ほんとうは外気に触れるのが一番理想的なんだろう。木々を揺らす風をいただくのが最高なのだ。季節によっていろんな香りも楽しめるだろう。「外気浴」ができない都会という環境条件で生み出された苦肉の策が「水風呂」なのではないか。

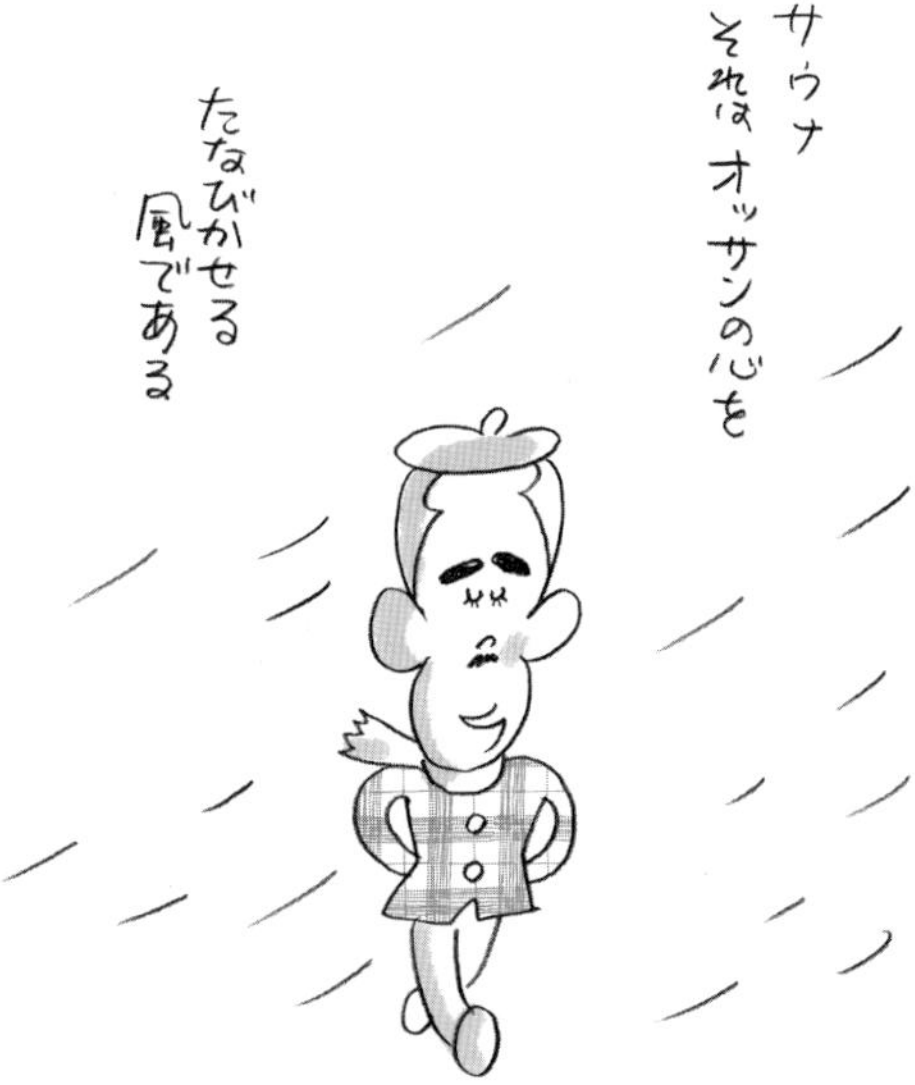
サウナ
それは オッサンの心を
たなびかせる
風である

session 012

振り返る

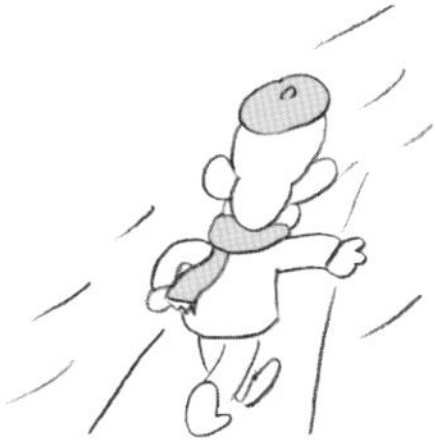

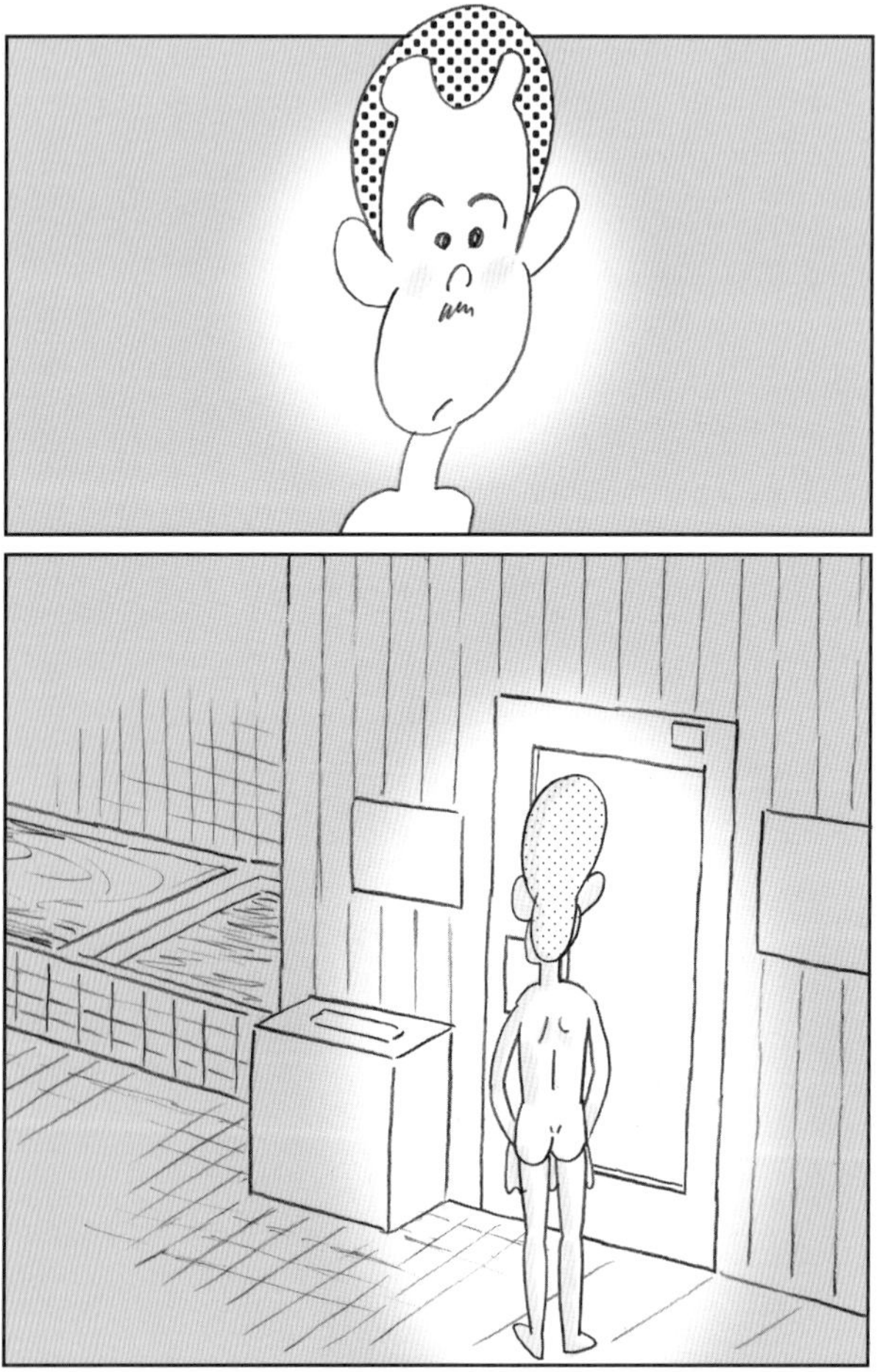

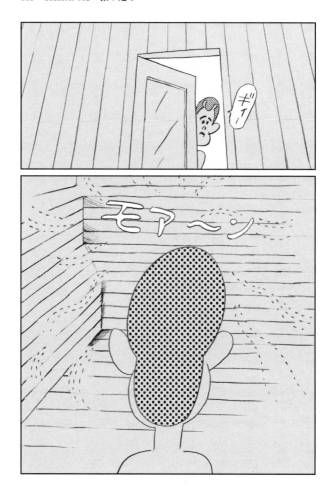

ギイー

モアーン

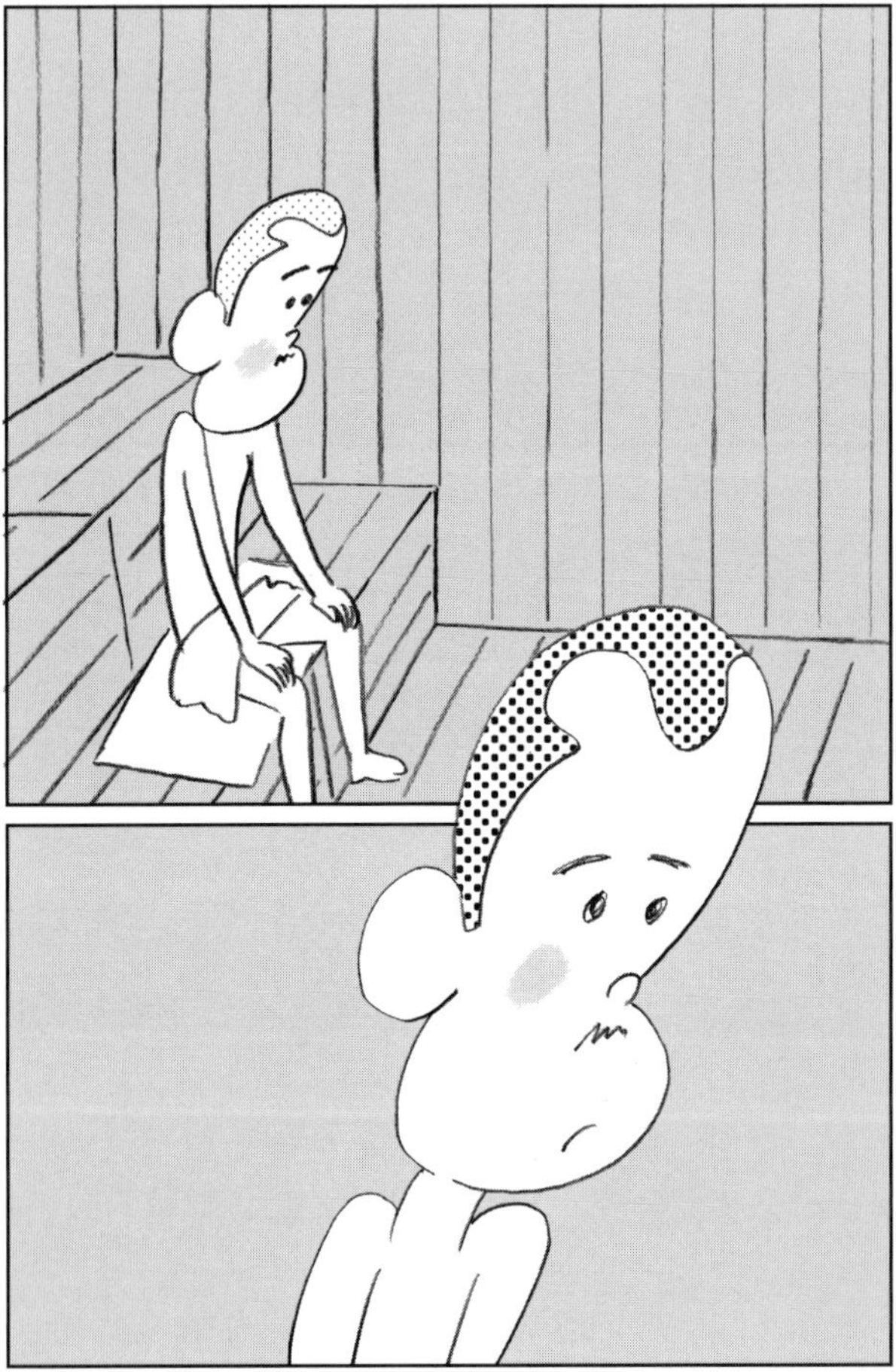

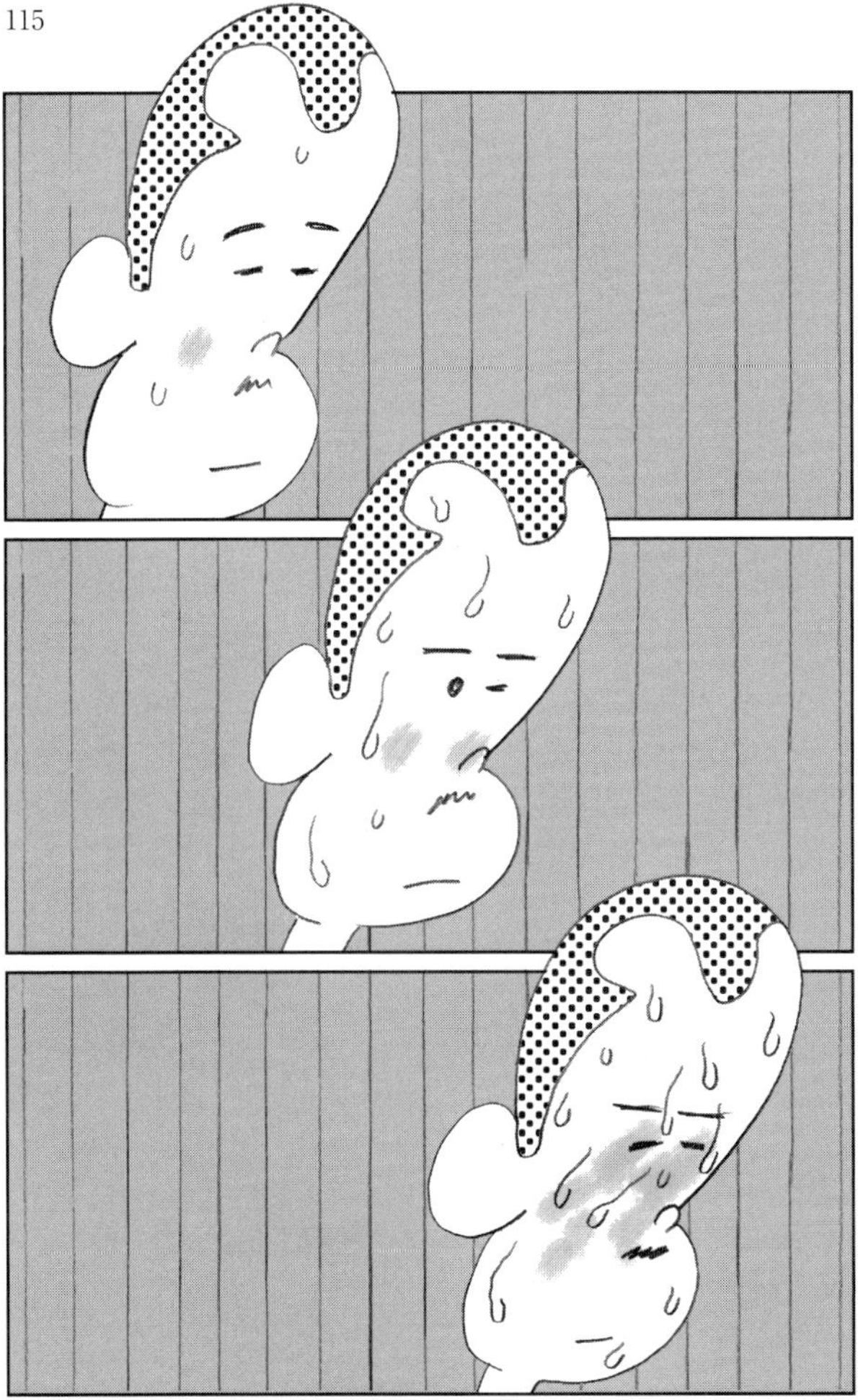

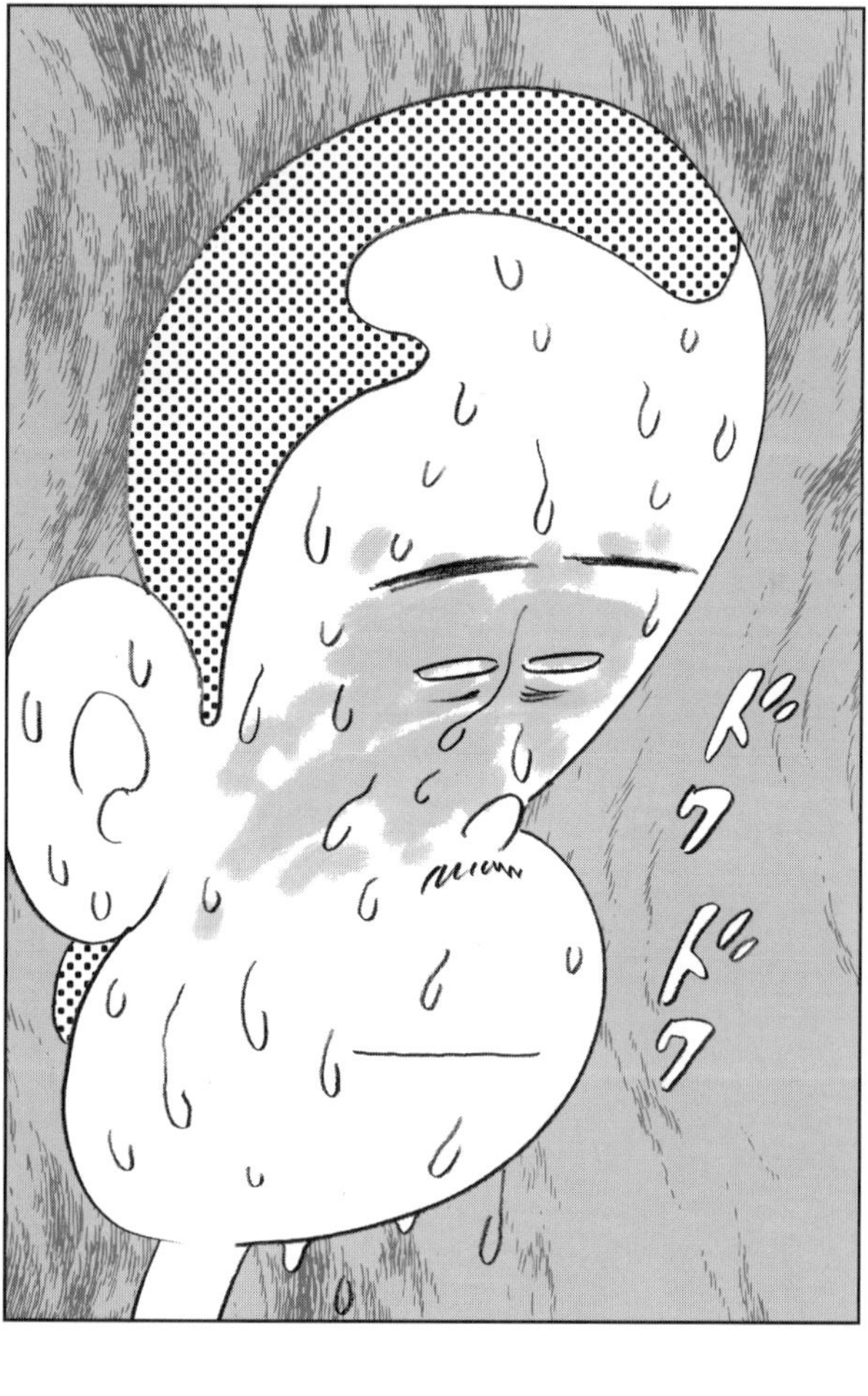
ドクドク

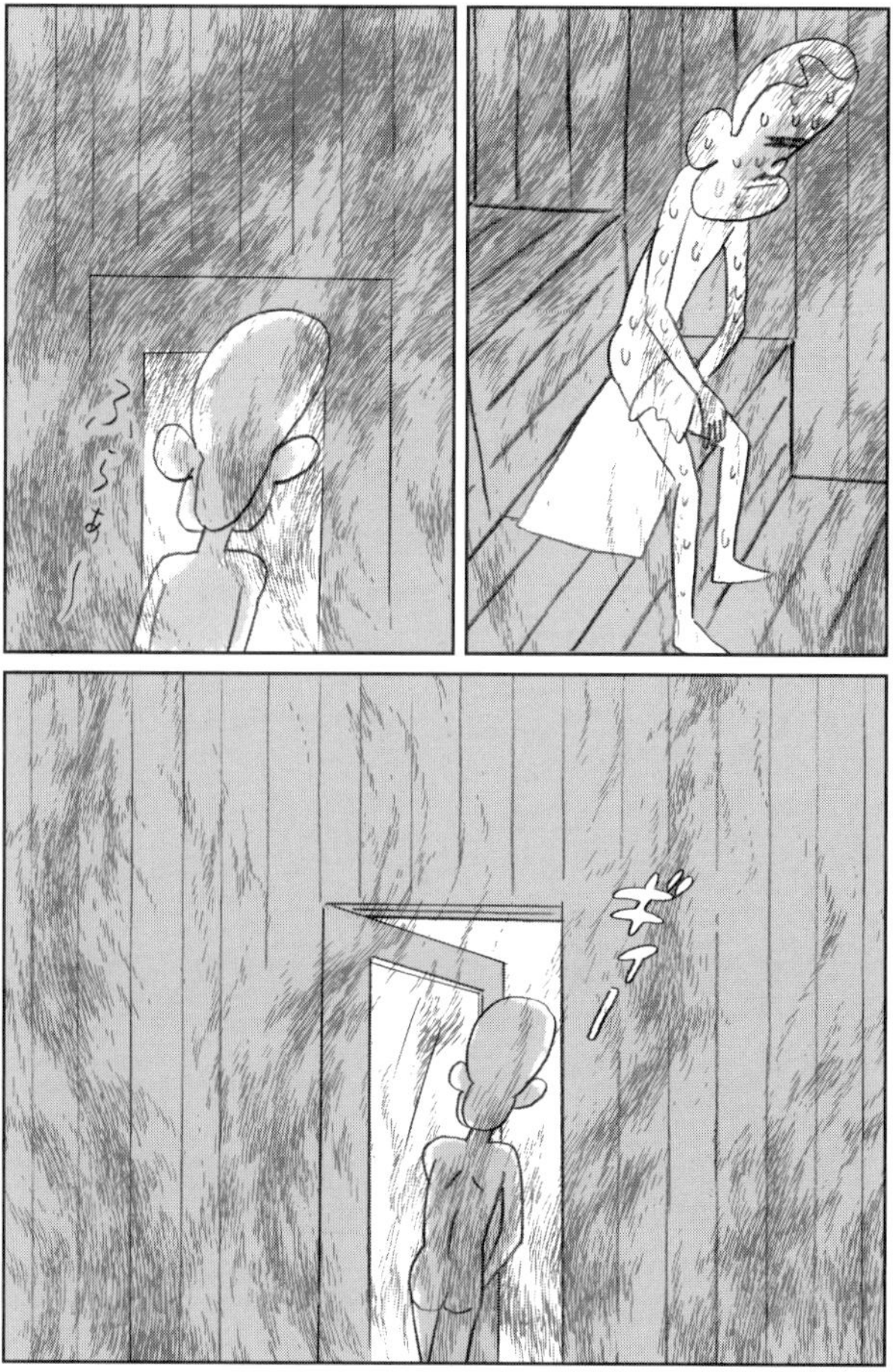
ふらぁ〜
ギイー

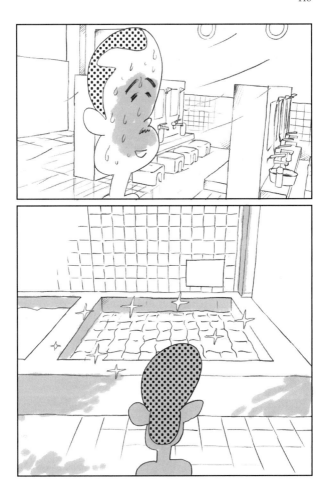

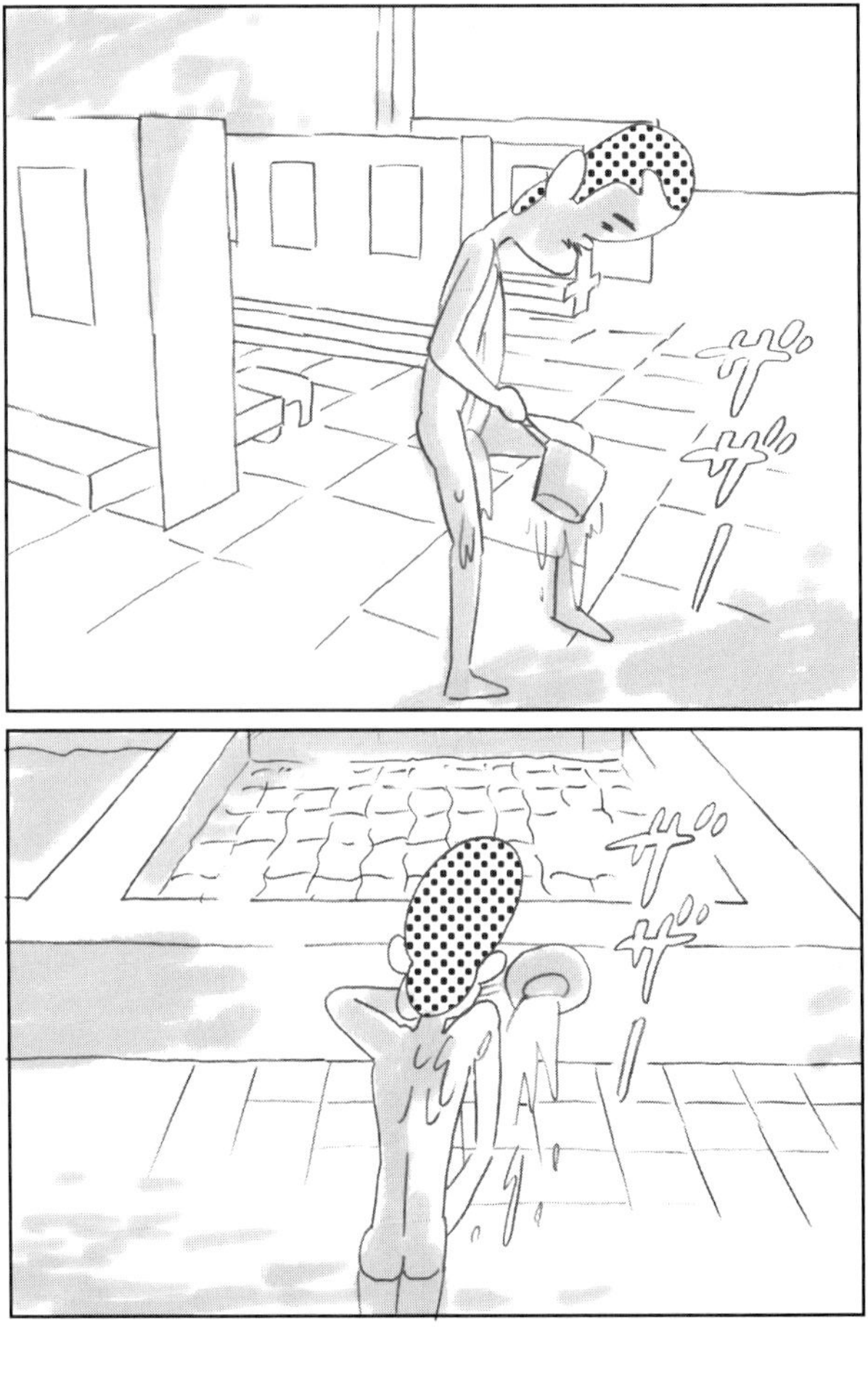
ザザー
ザザー

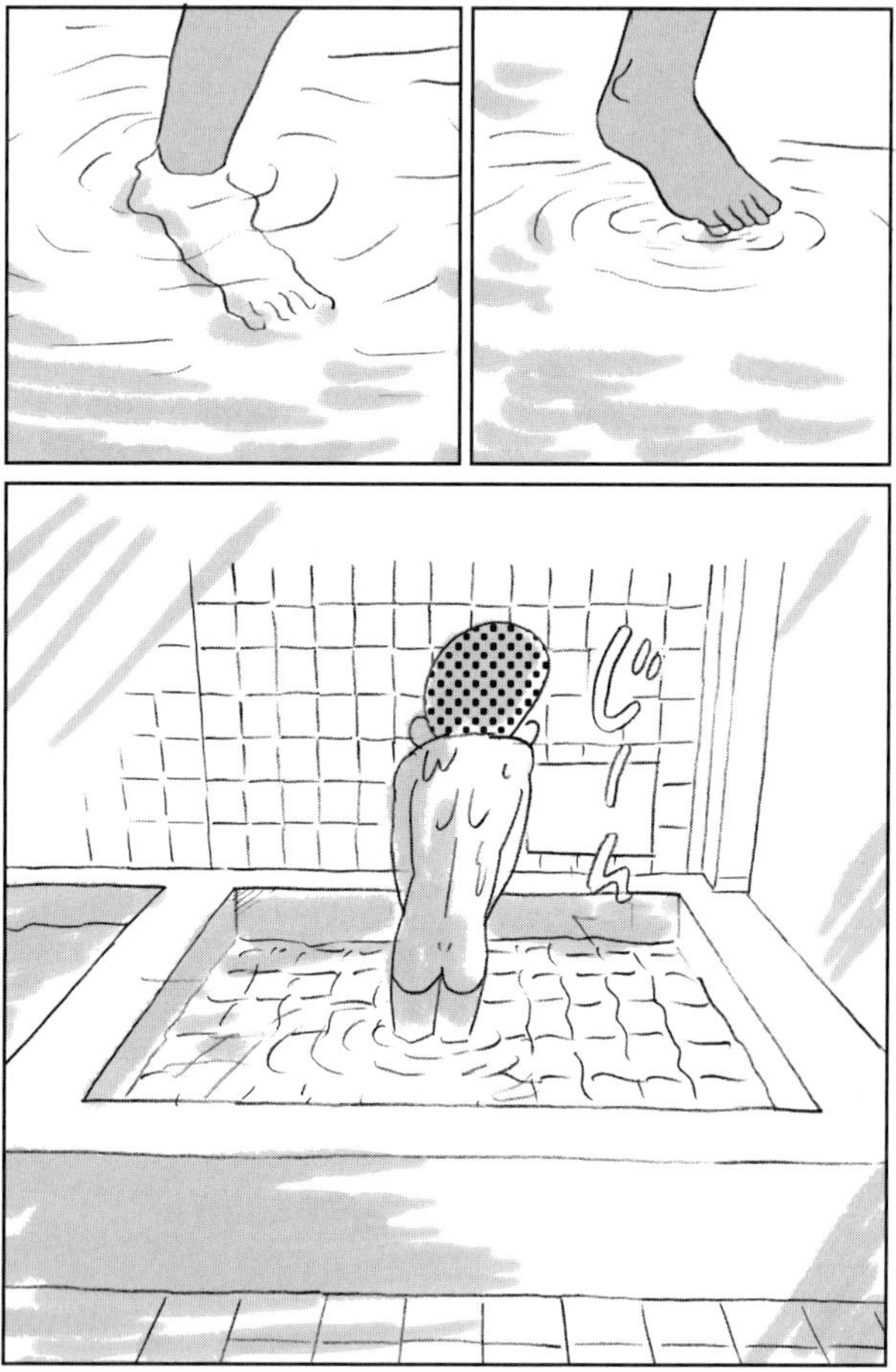
じーん

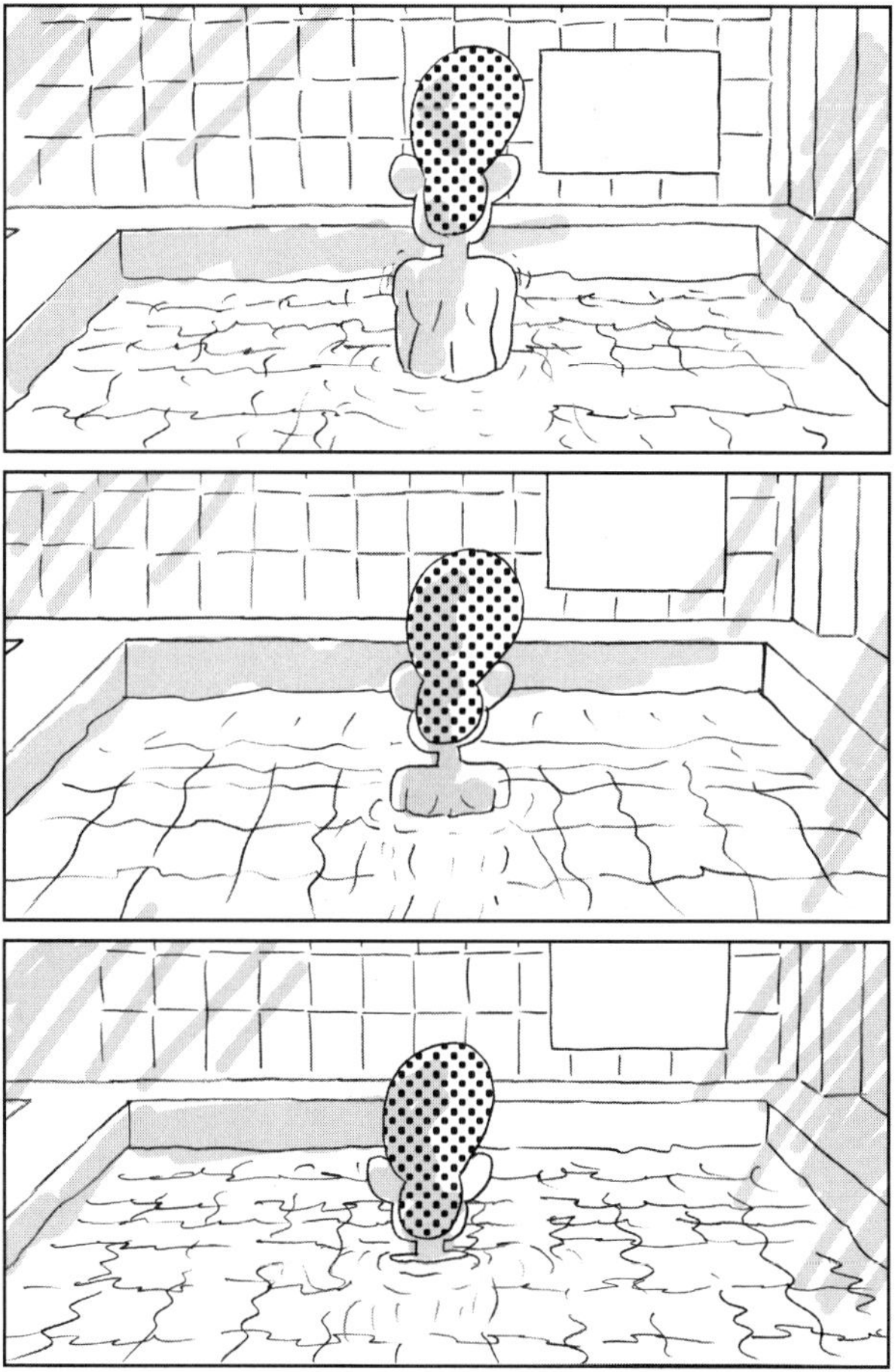

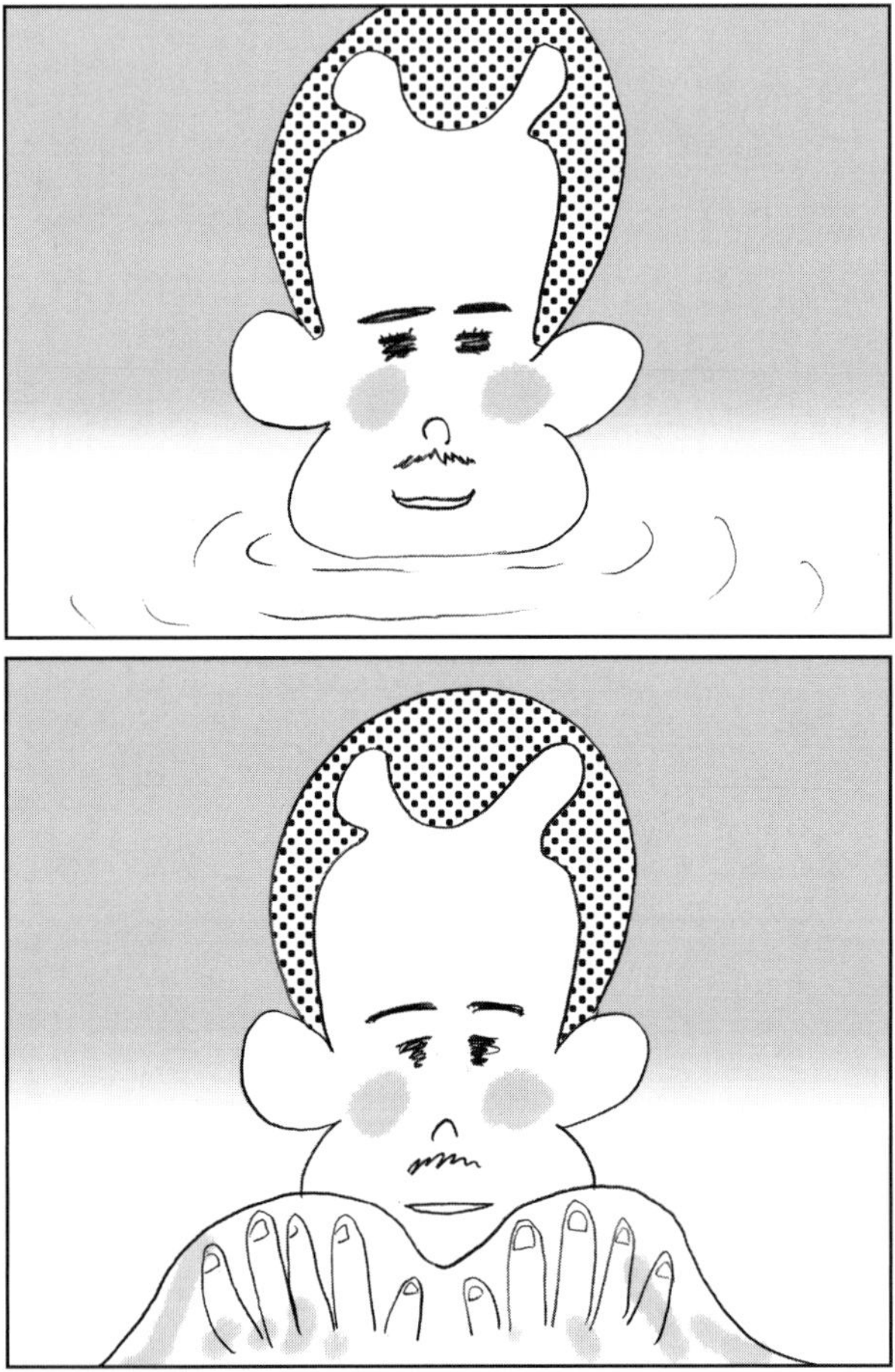

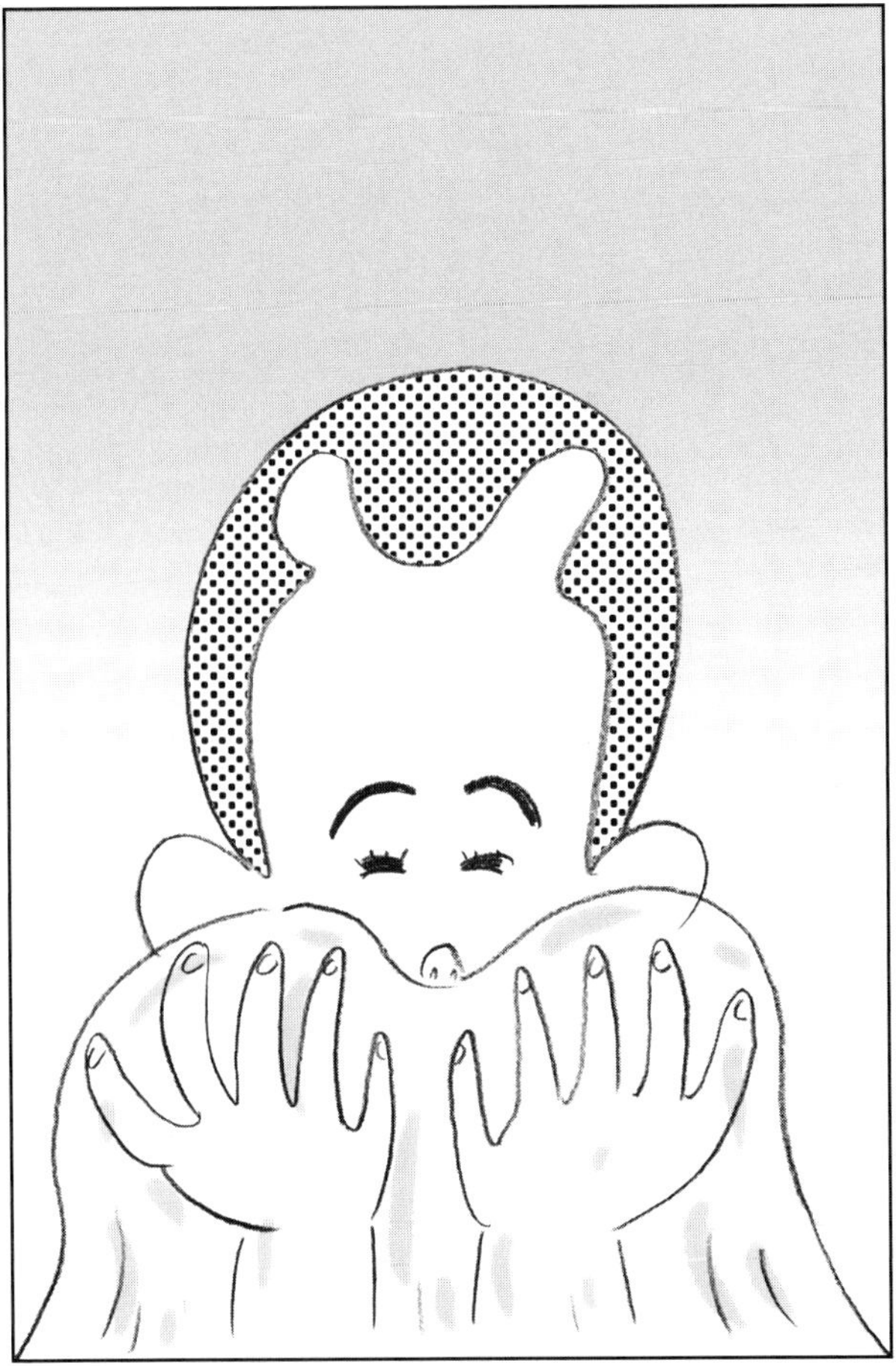

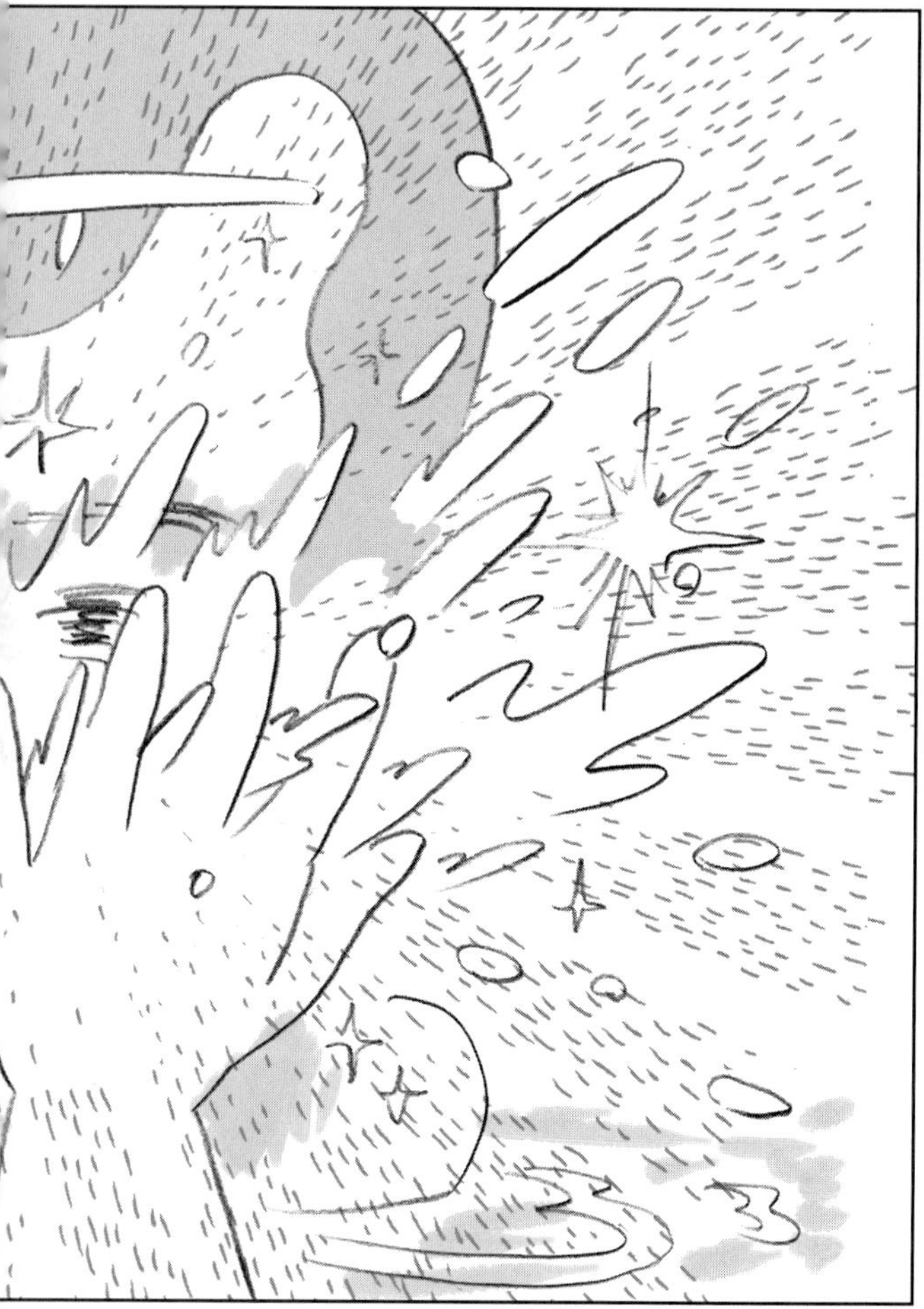

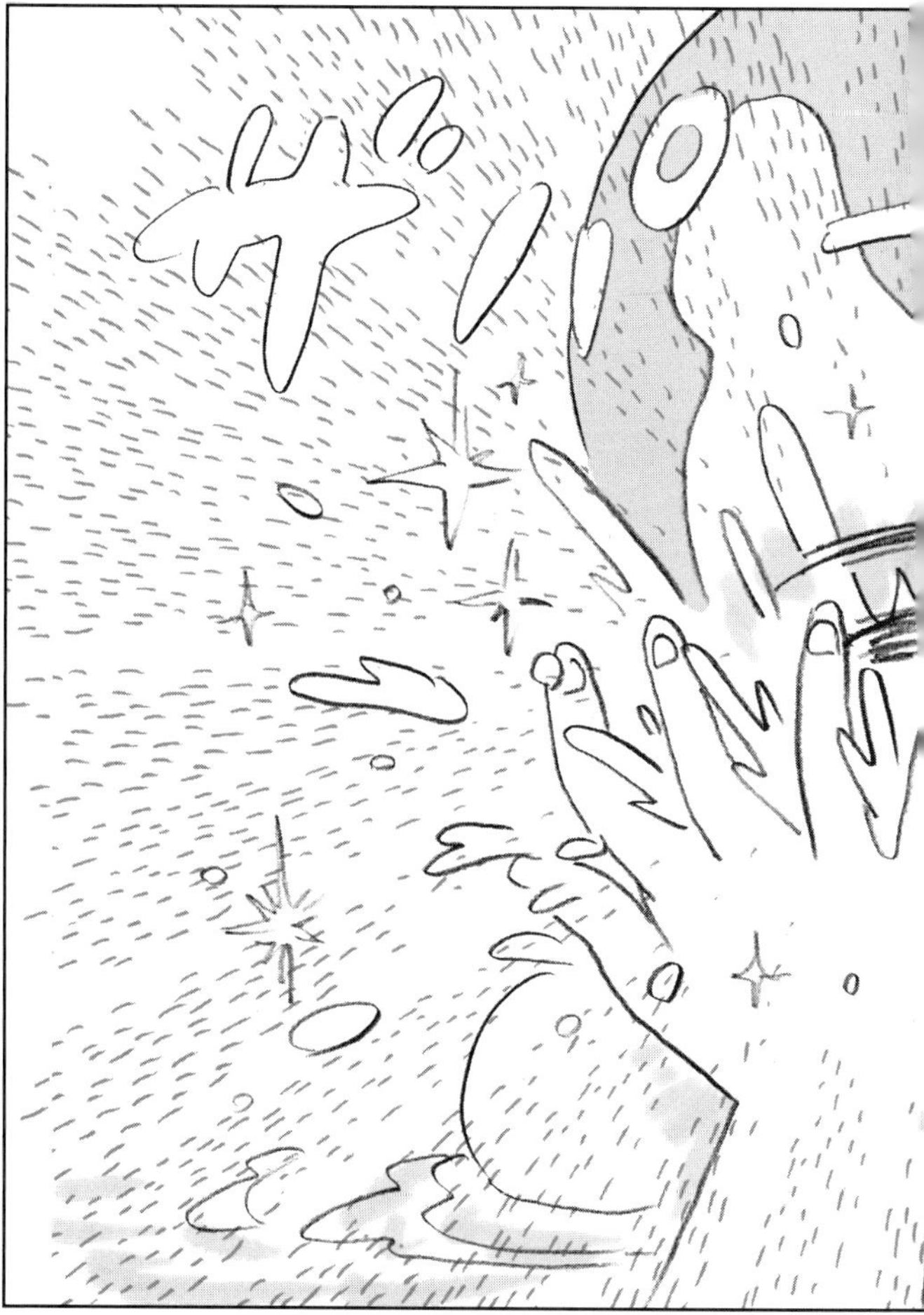

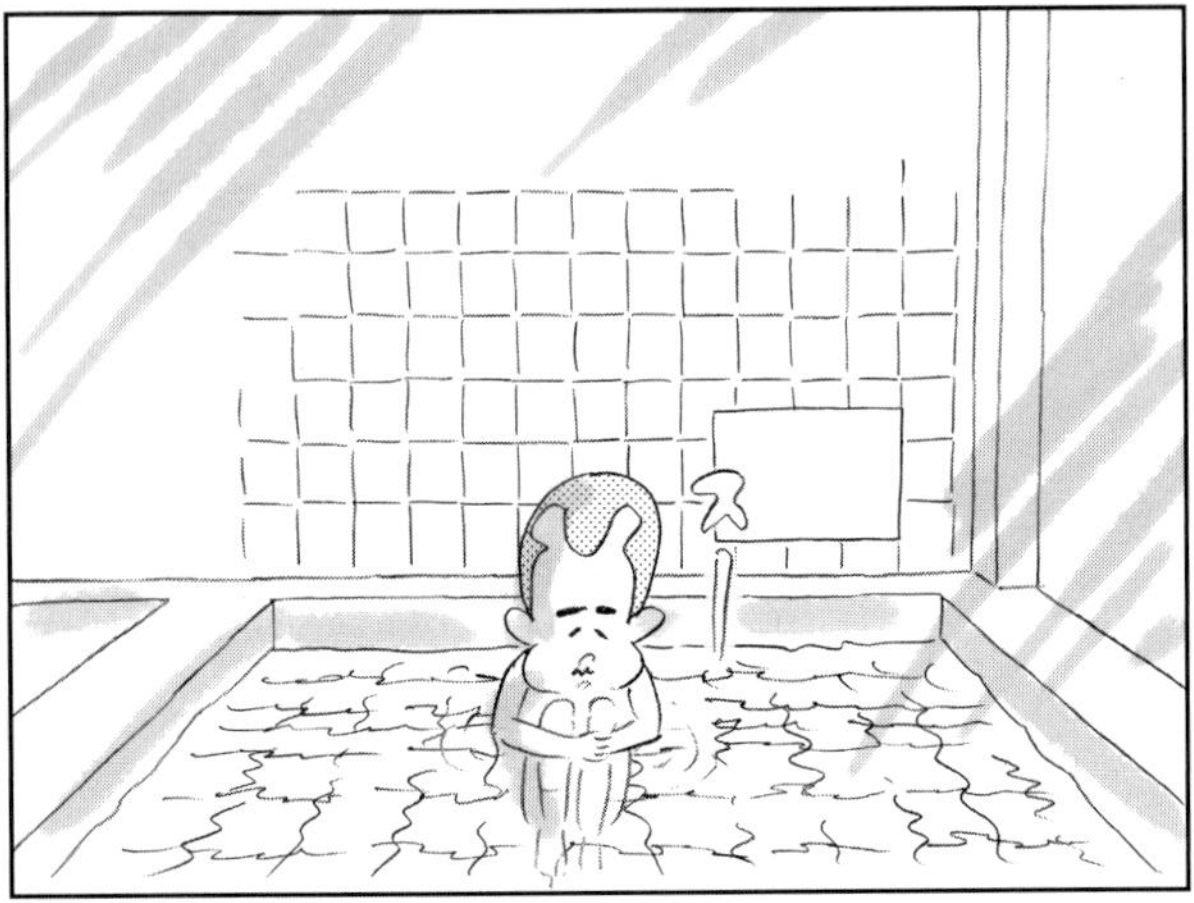
スー

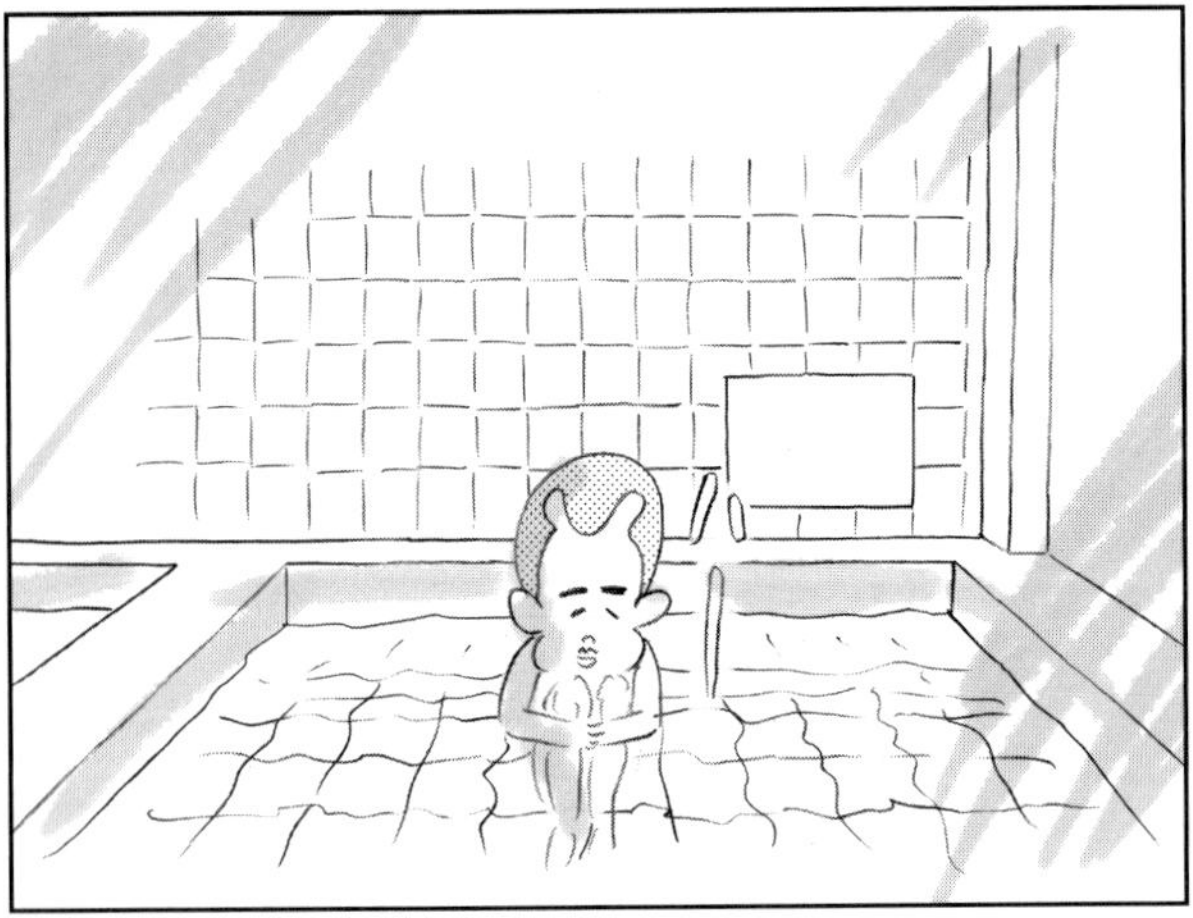

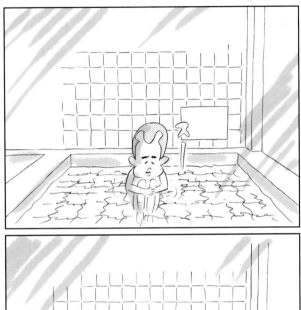

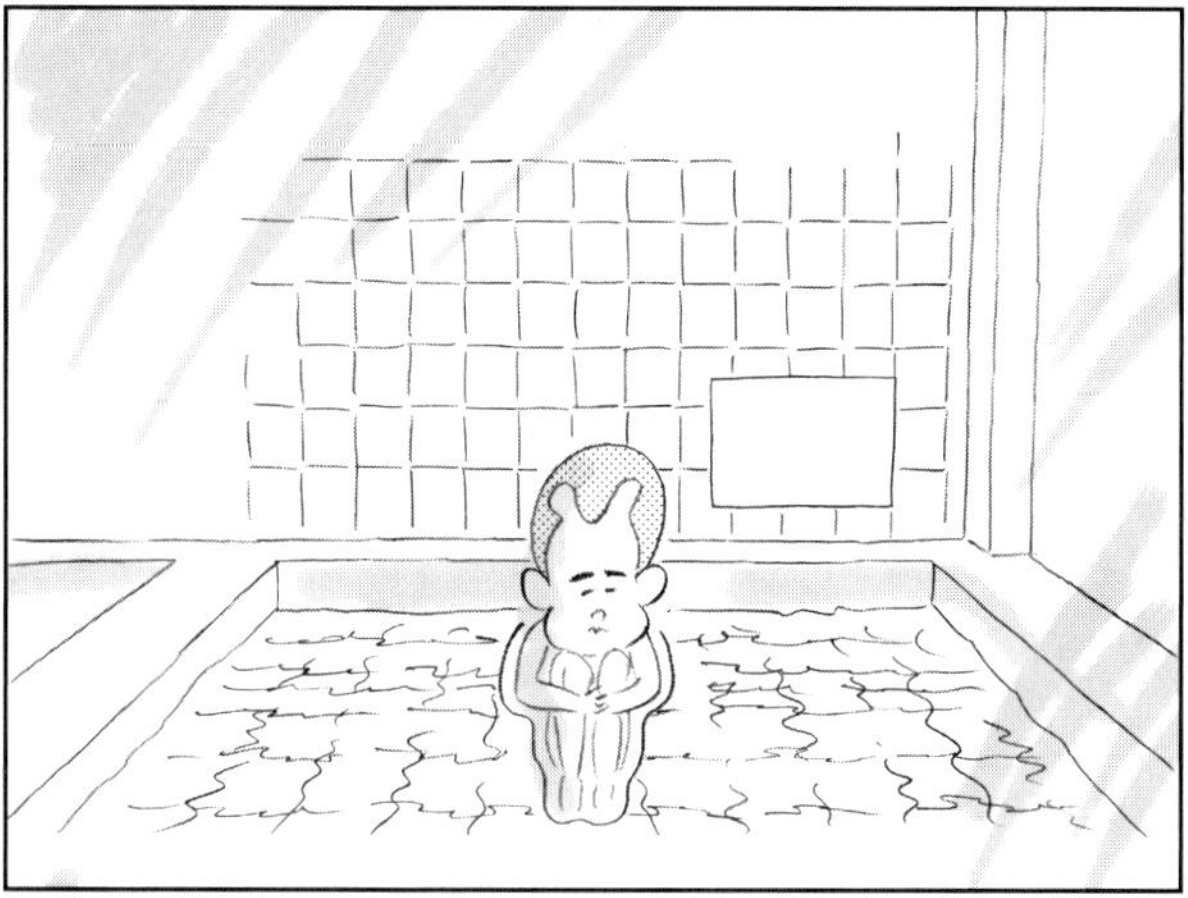

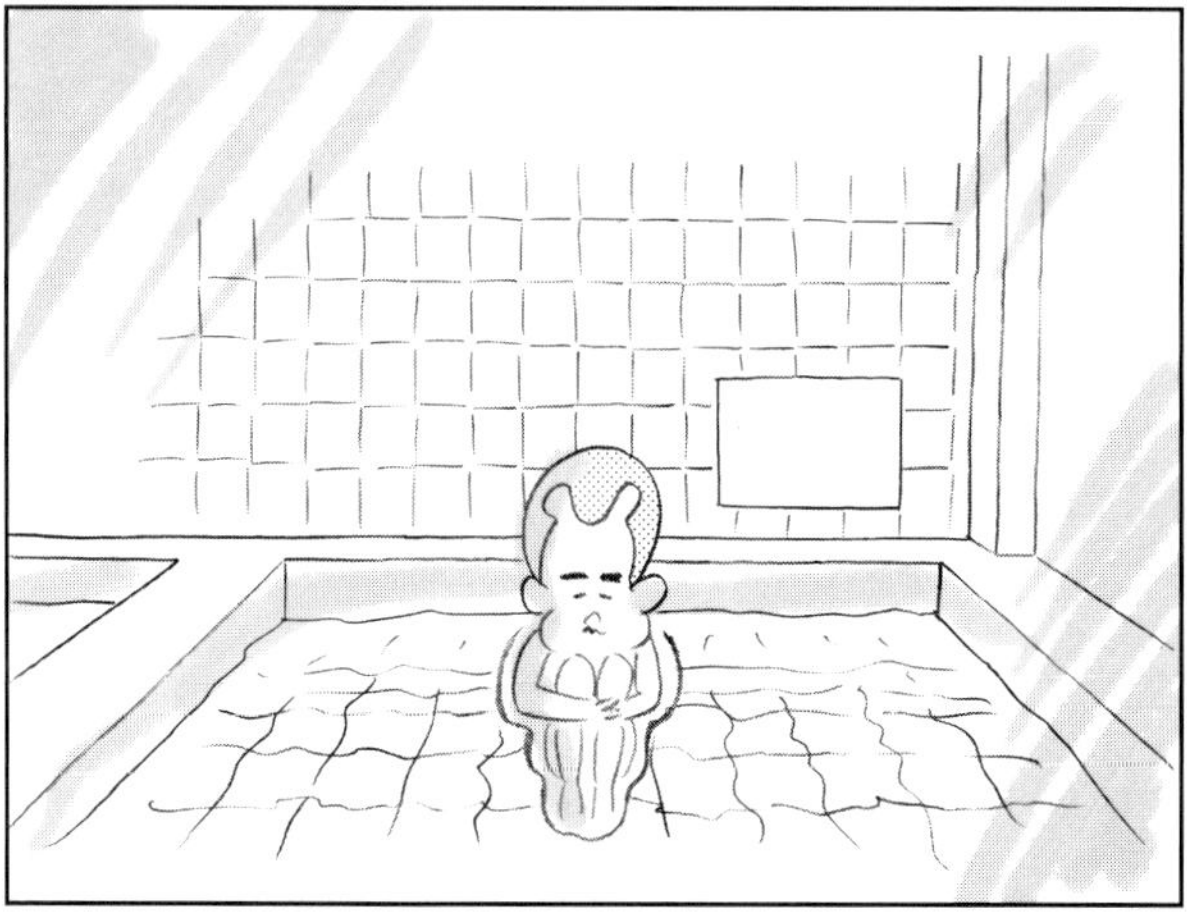

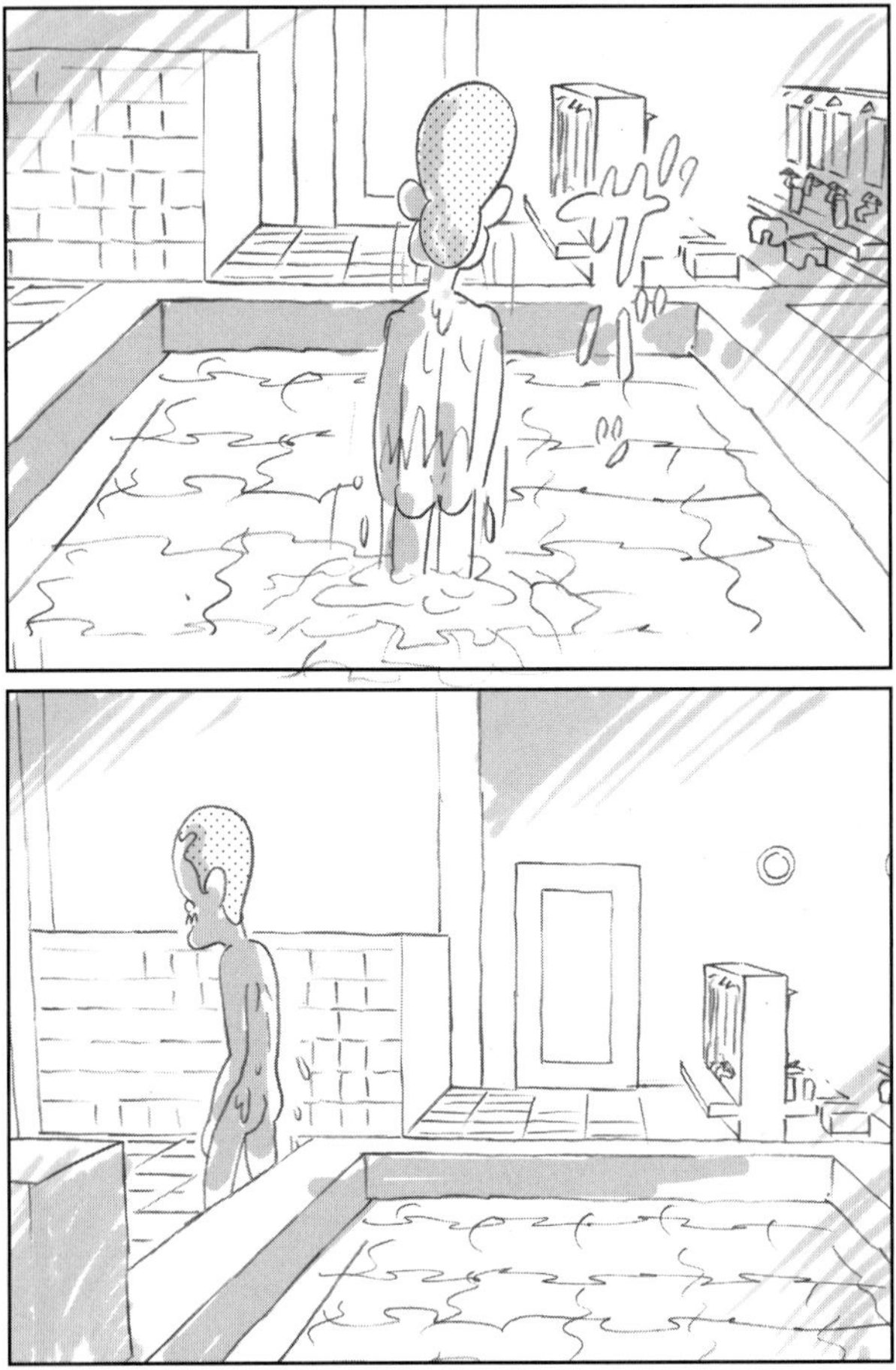

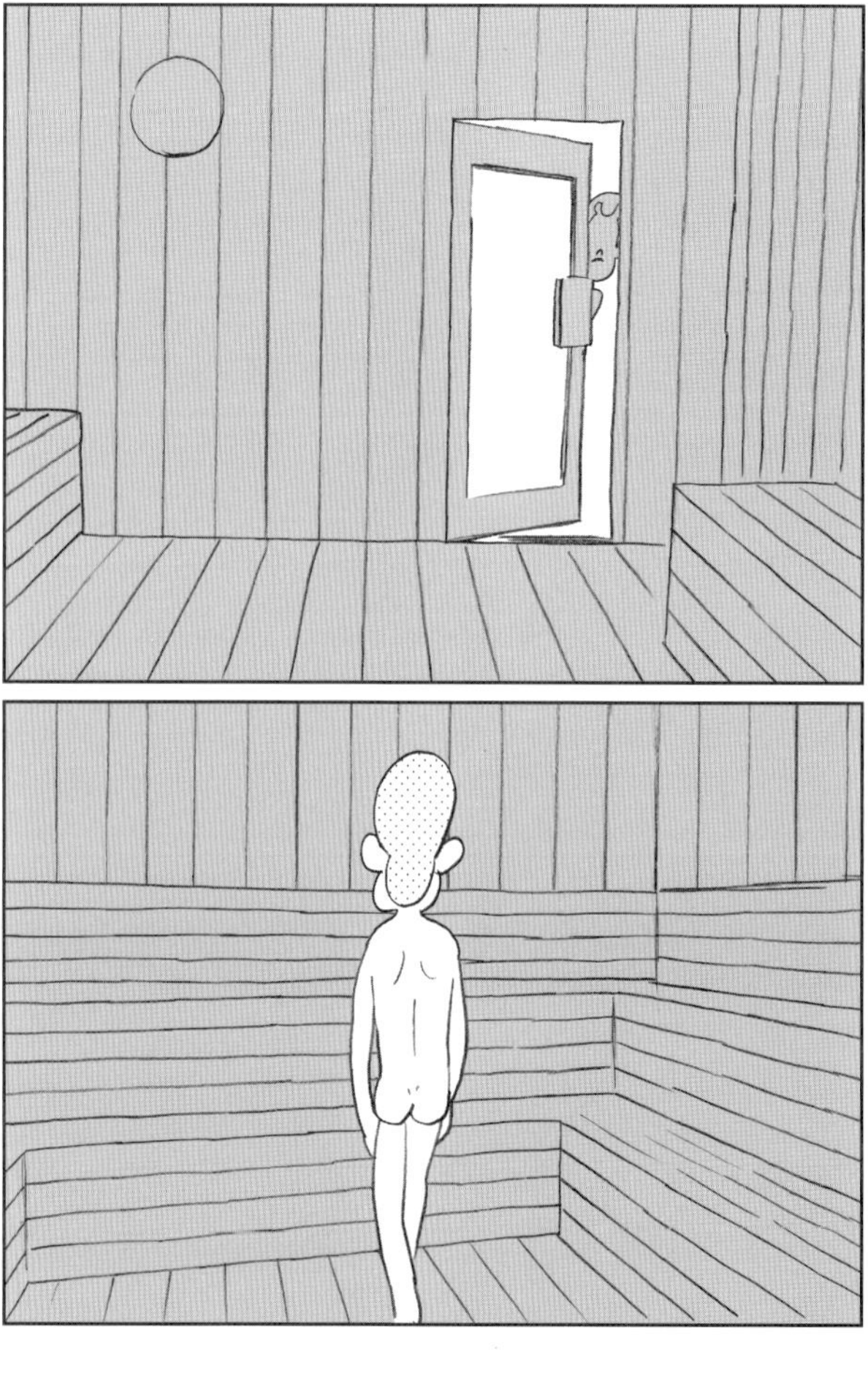

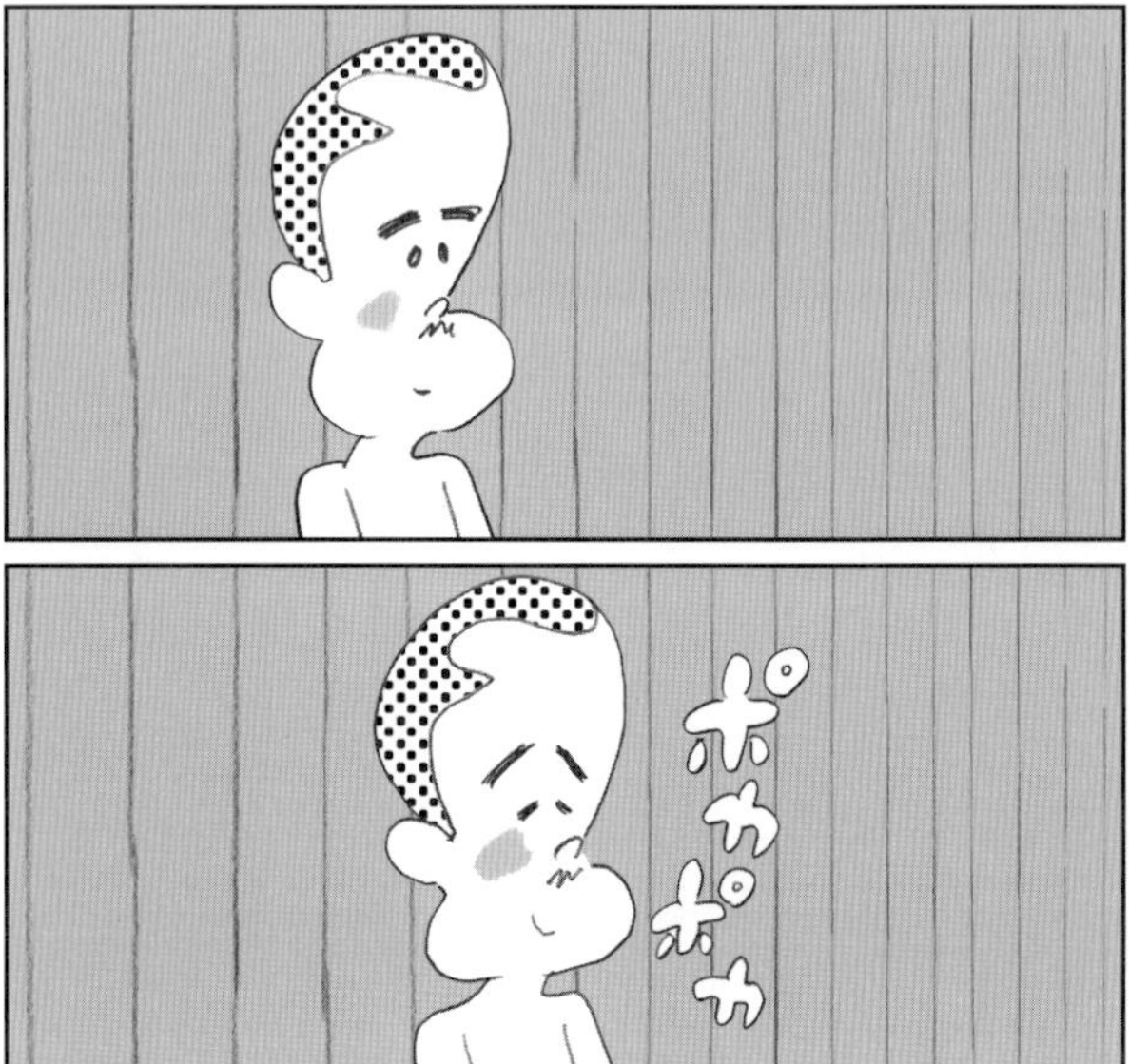
ポカポカ
じ〜ん

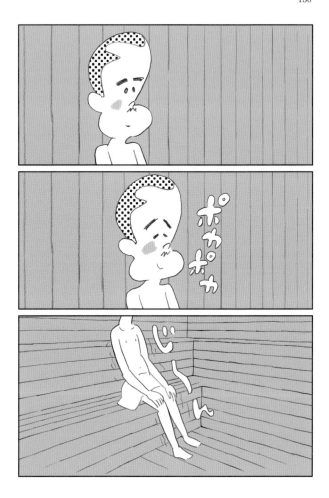

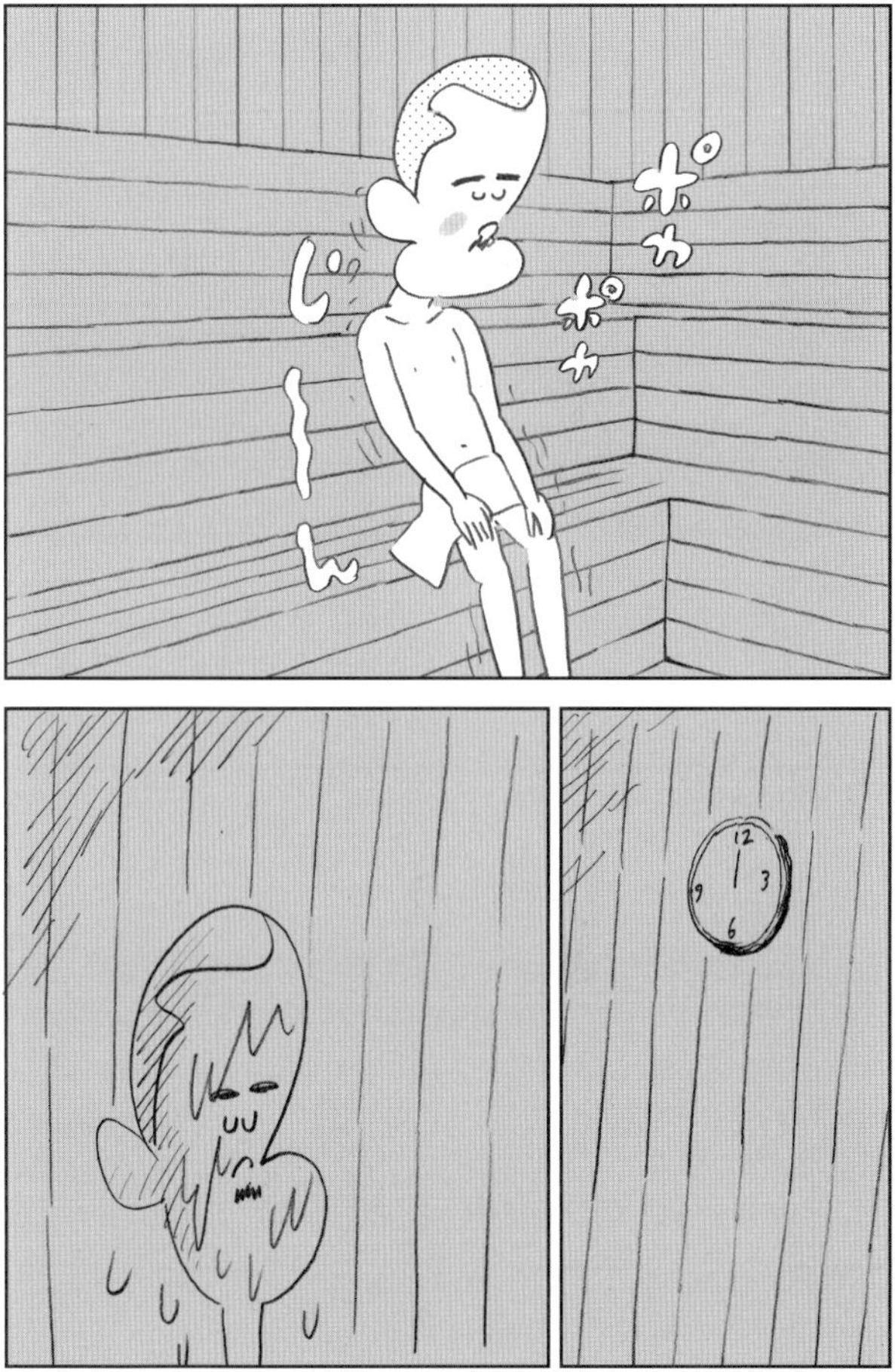
ポカポカ
じーん

ギィ

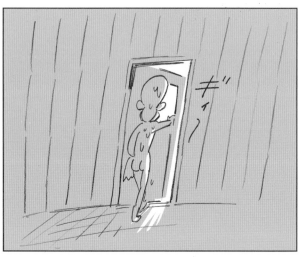

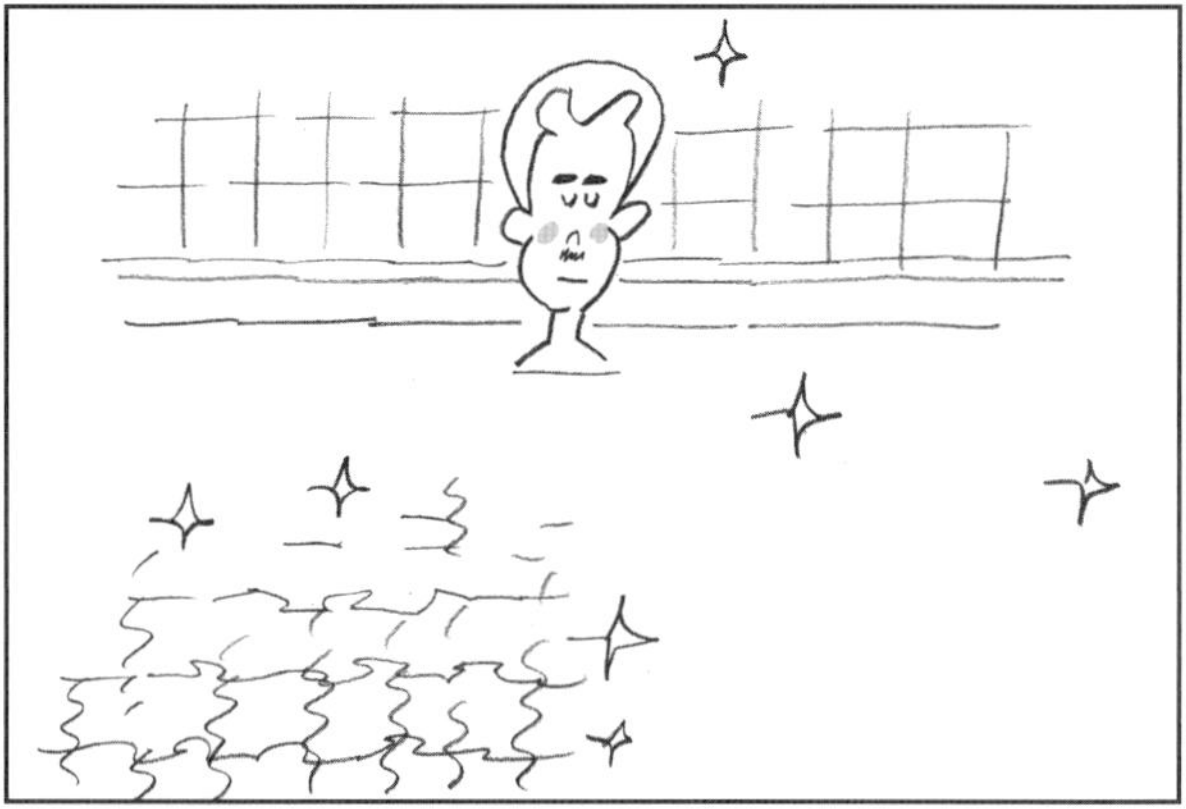

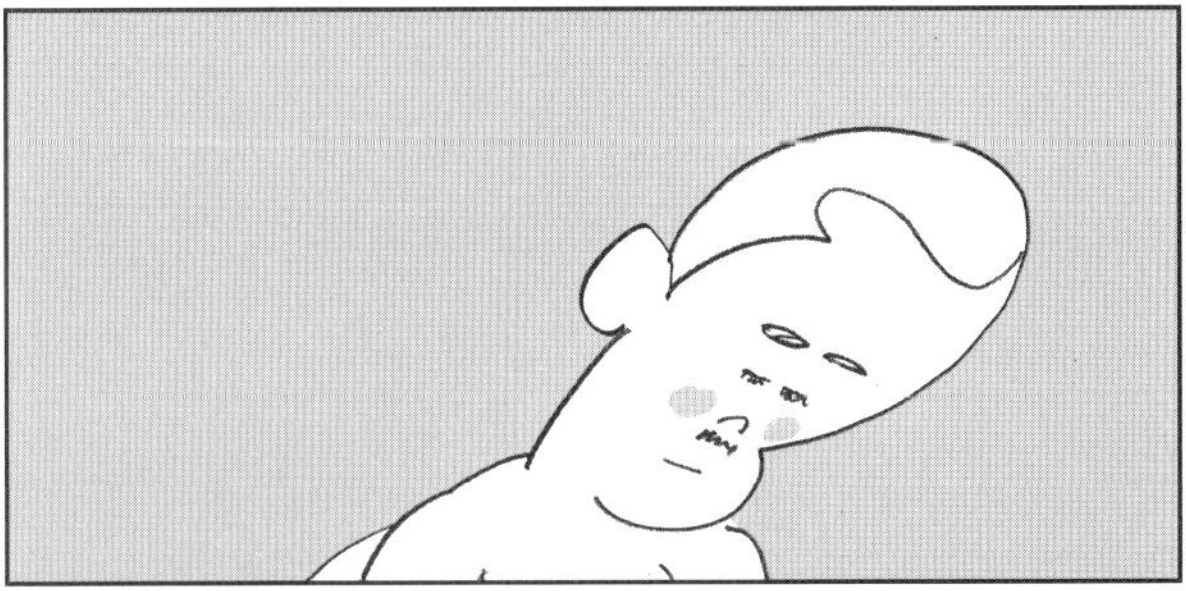

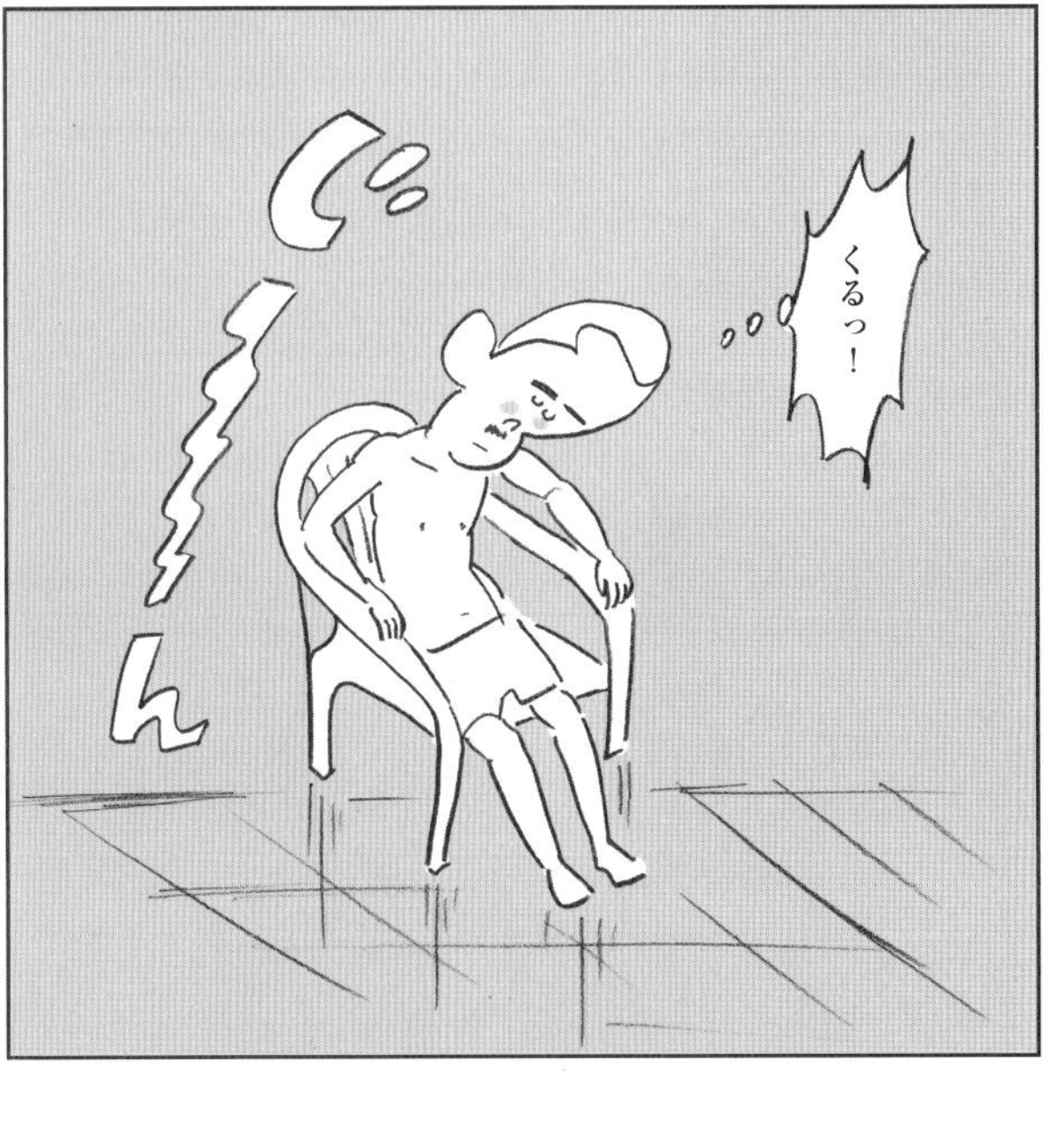
ぐーん
くるっ！

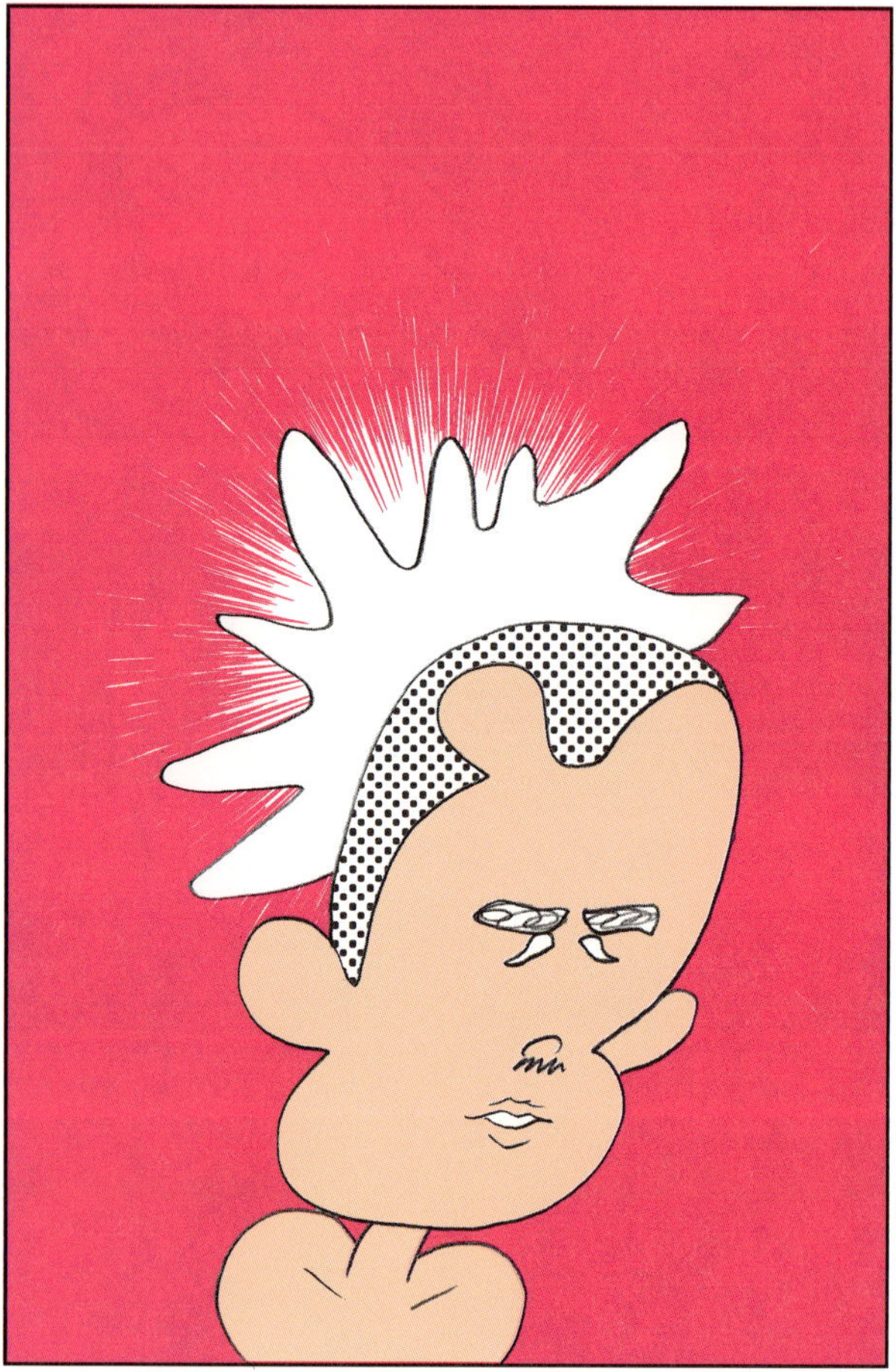

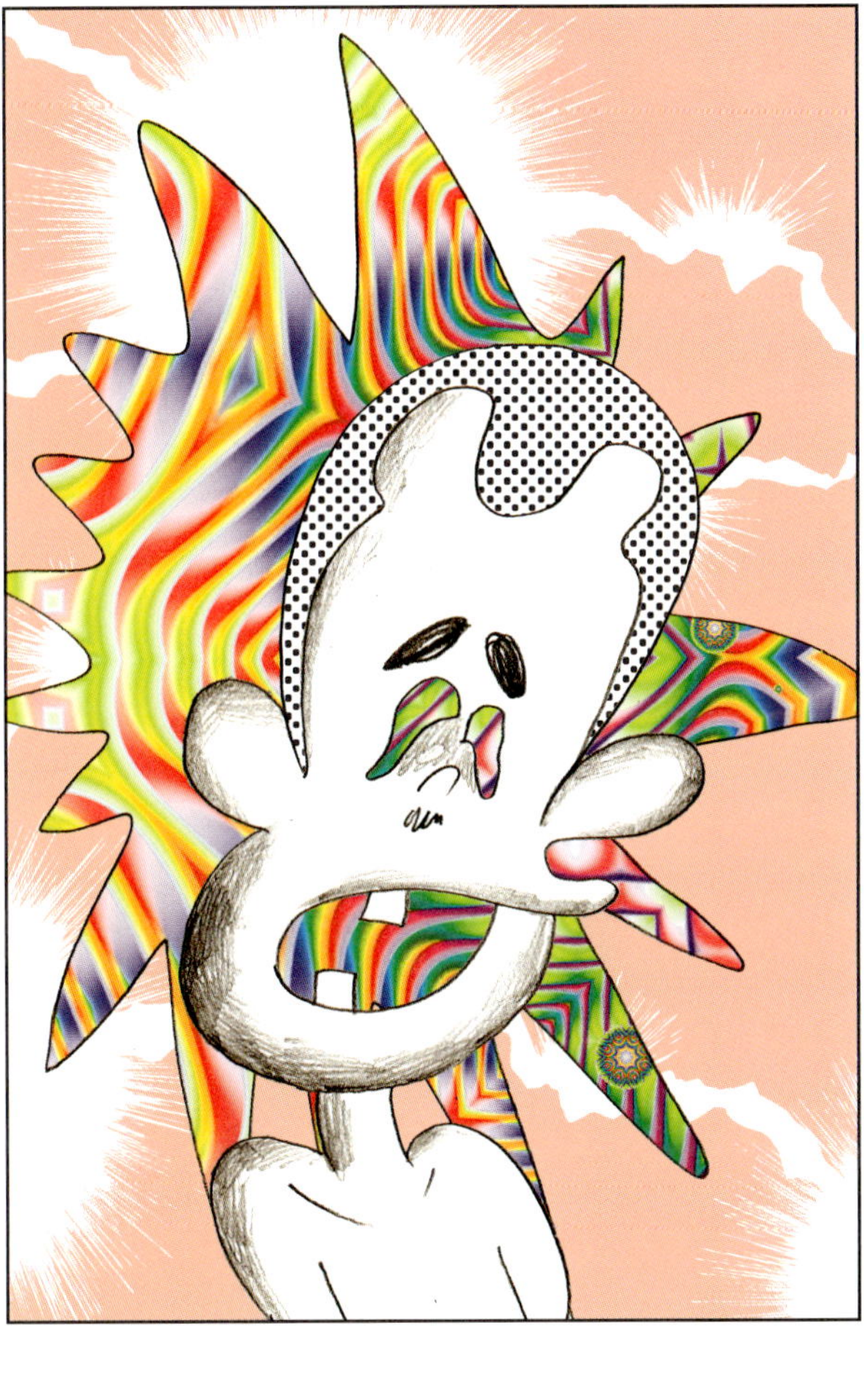

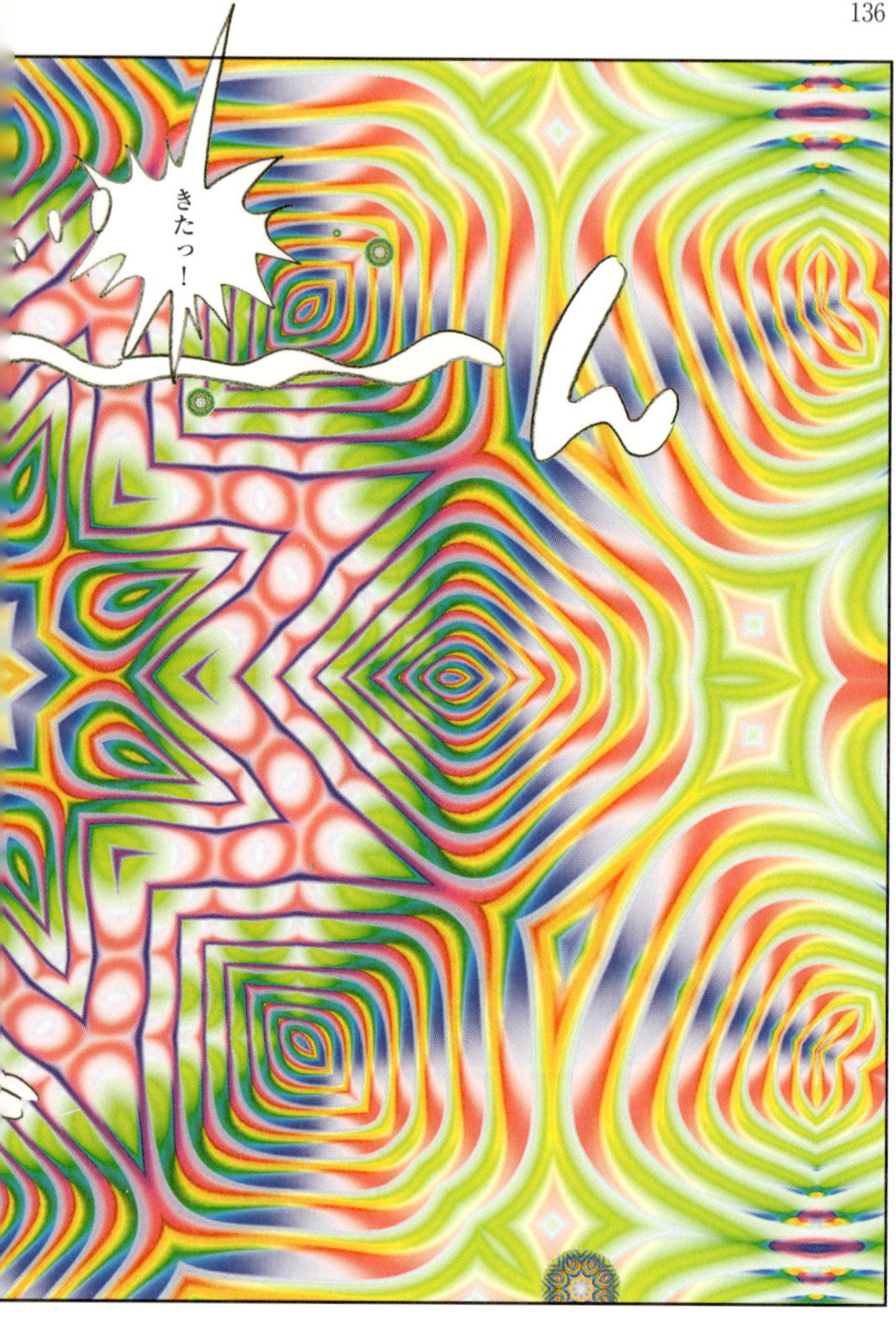
きたっ！

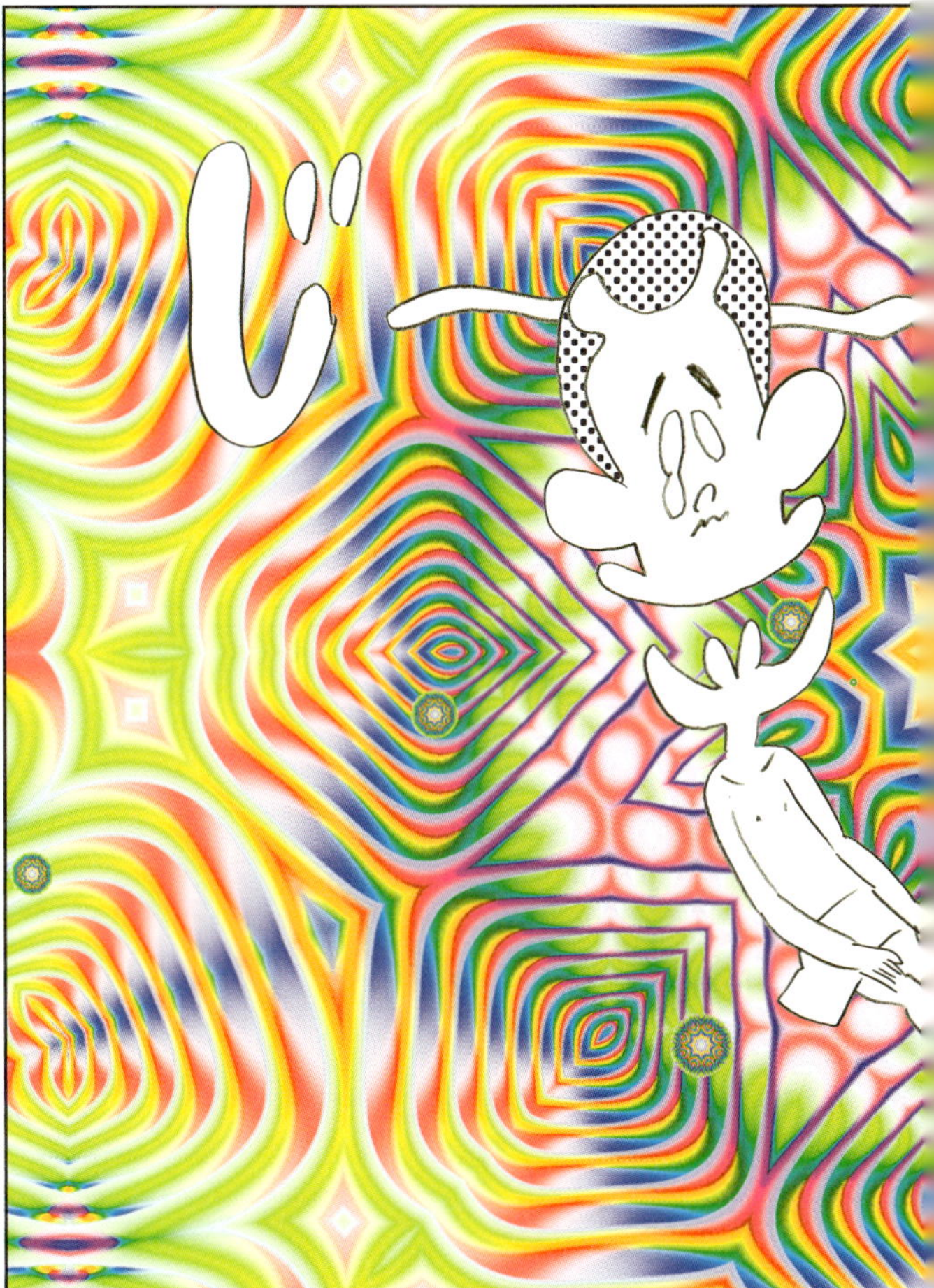
じ

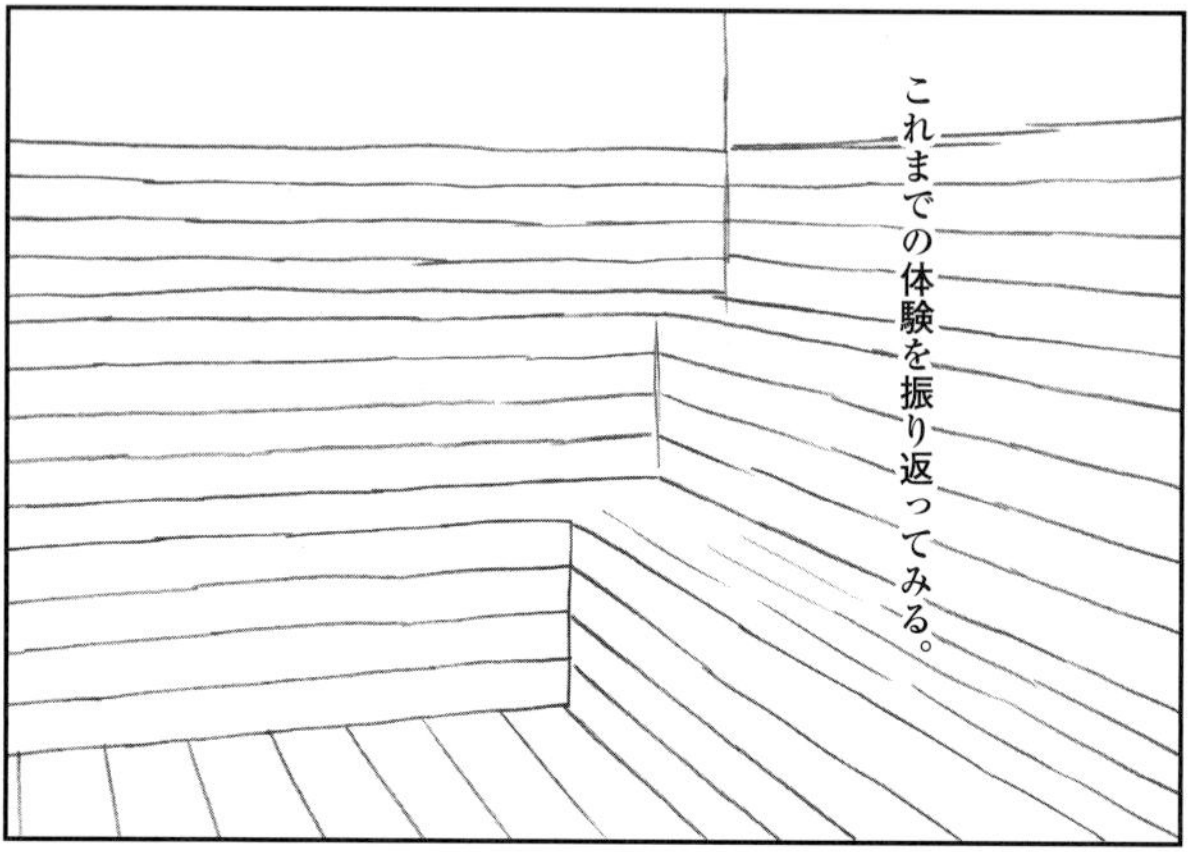
これまでの体験を振り返ってみる。

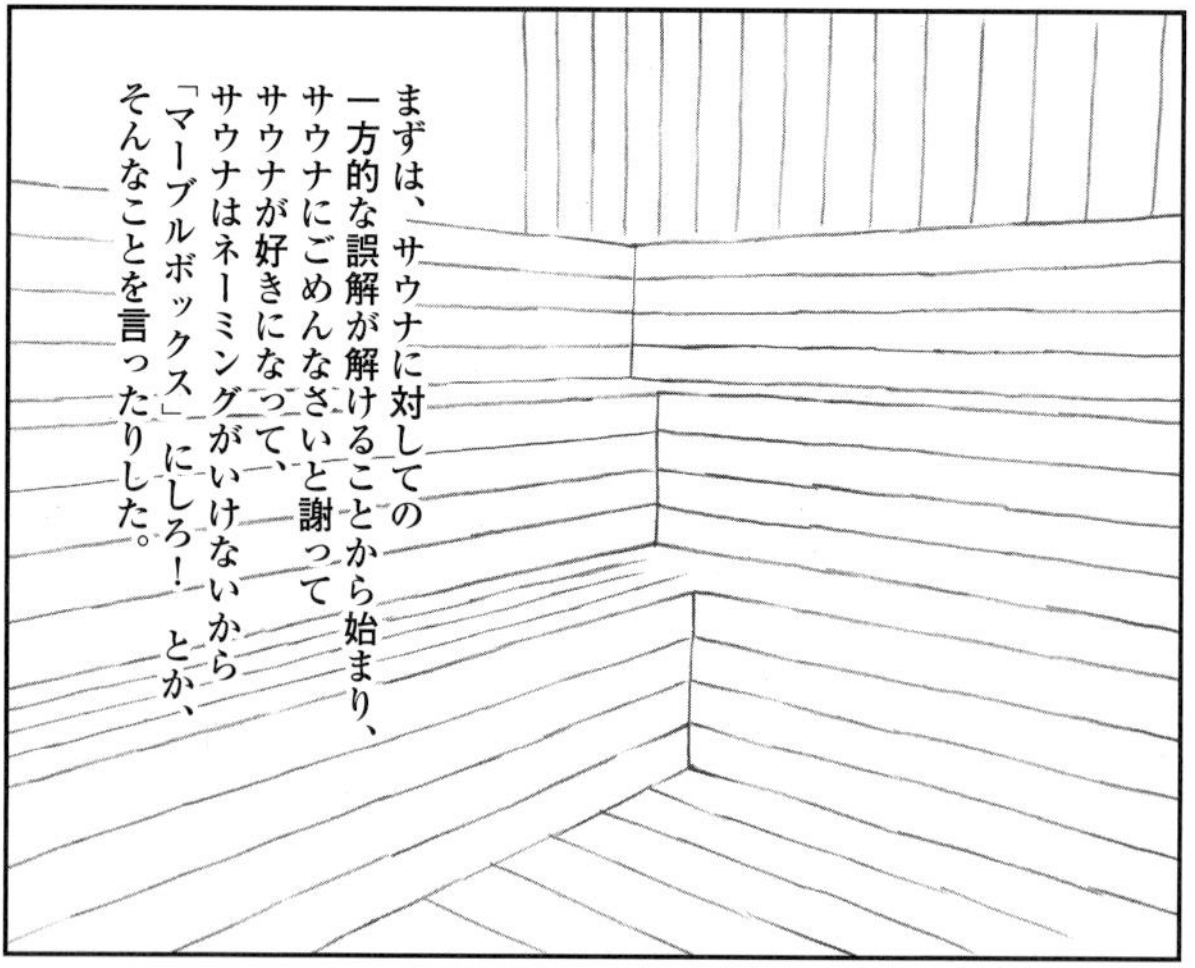
まずは、サウナに対しての
一方的な誤解が解けることから始まり、
サウナにごめんなさいと謝って
サウナが好きになって、
サウナはネーミングがいけないから
「マーブルボックス」にしろ！　とか、
そんなことを言ったりした。

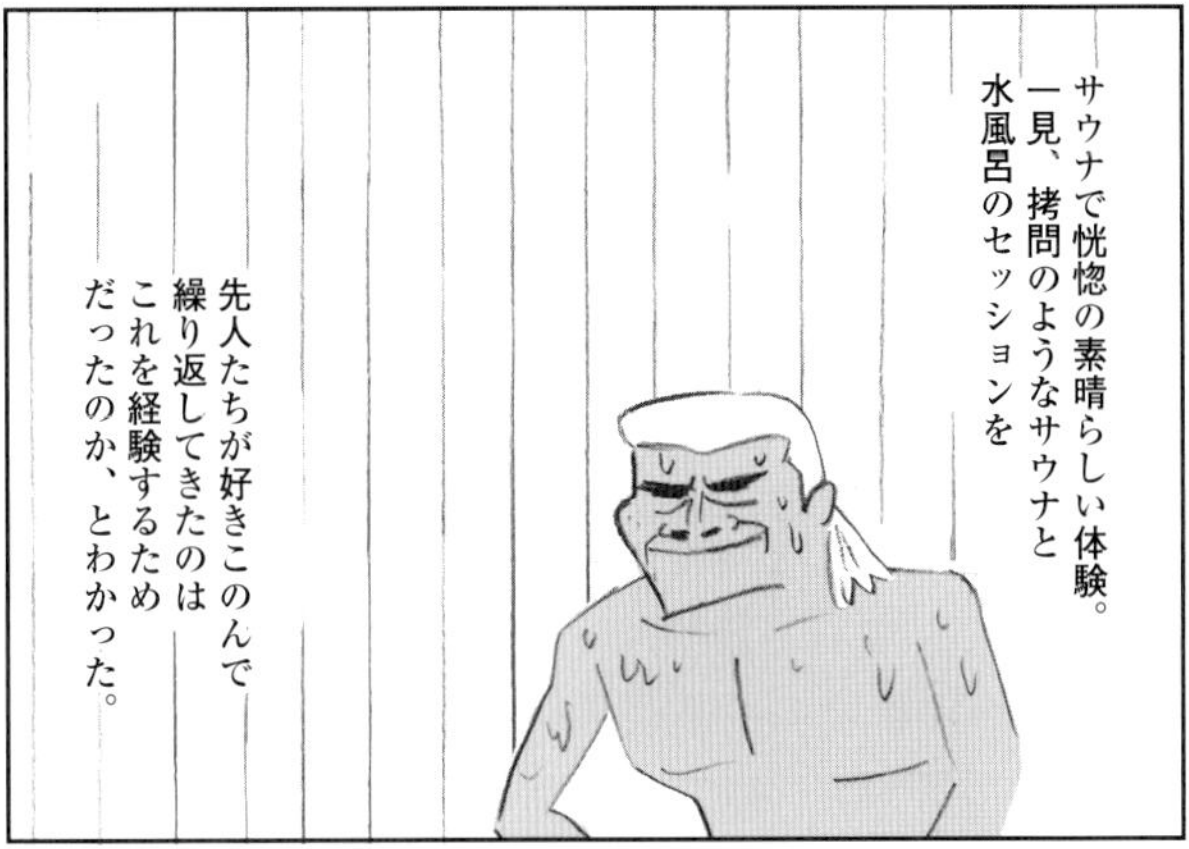
サウナで恍惚の素晴らしい体験。
一見、拷問のようなサウナと
水風呂のセッションを
先人たちが好きこのんで
繰り返してきたのは
これを経験するため
だったのか、とわかった。

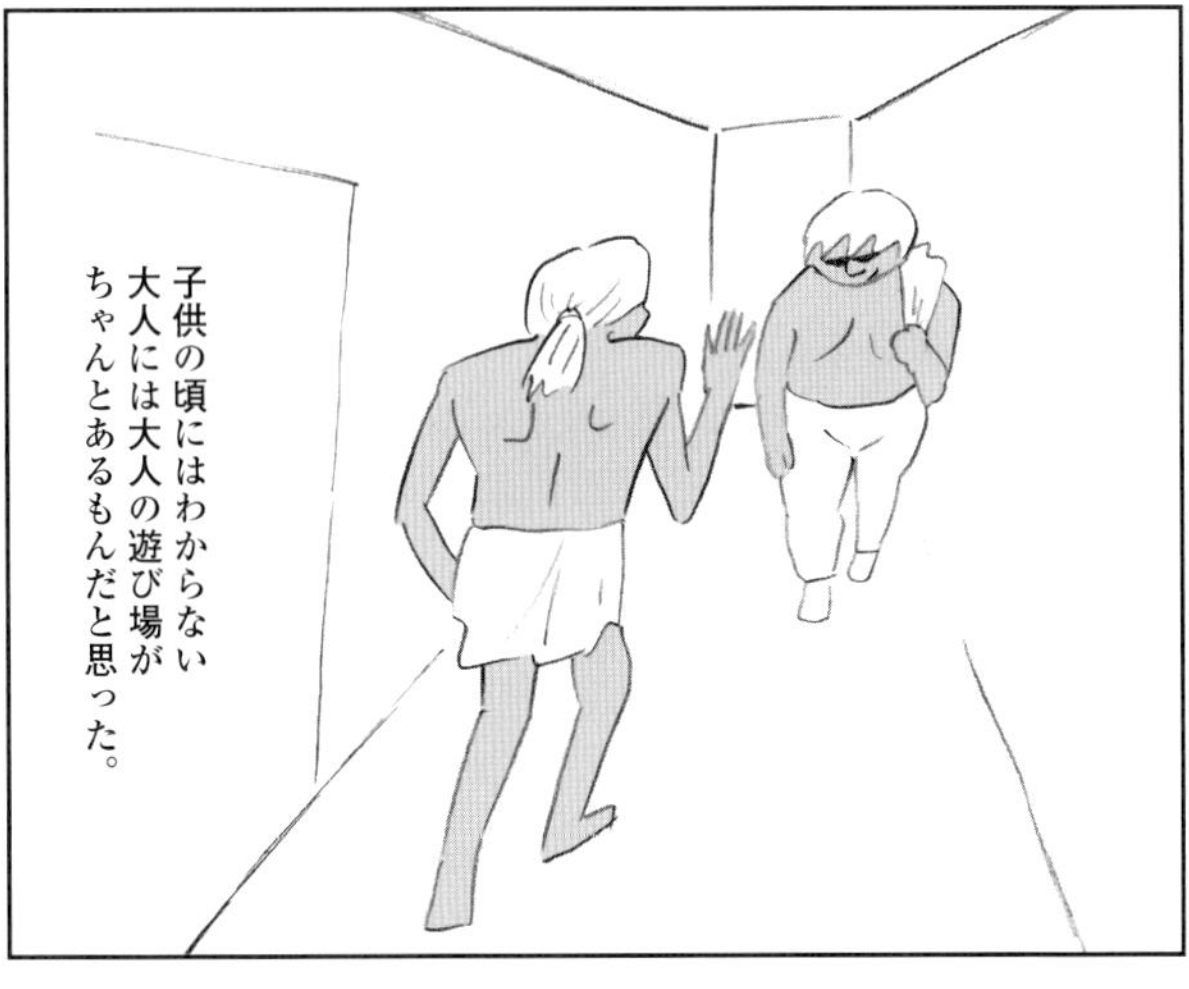
子供の頃にはわからない
大人には大人の遊び場が
ちゃんとあるもんだと思った。

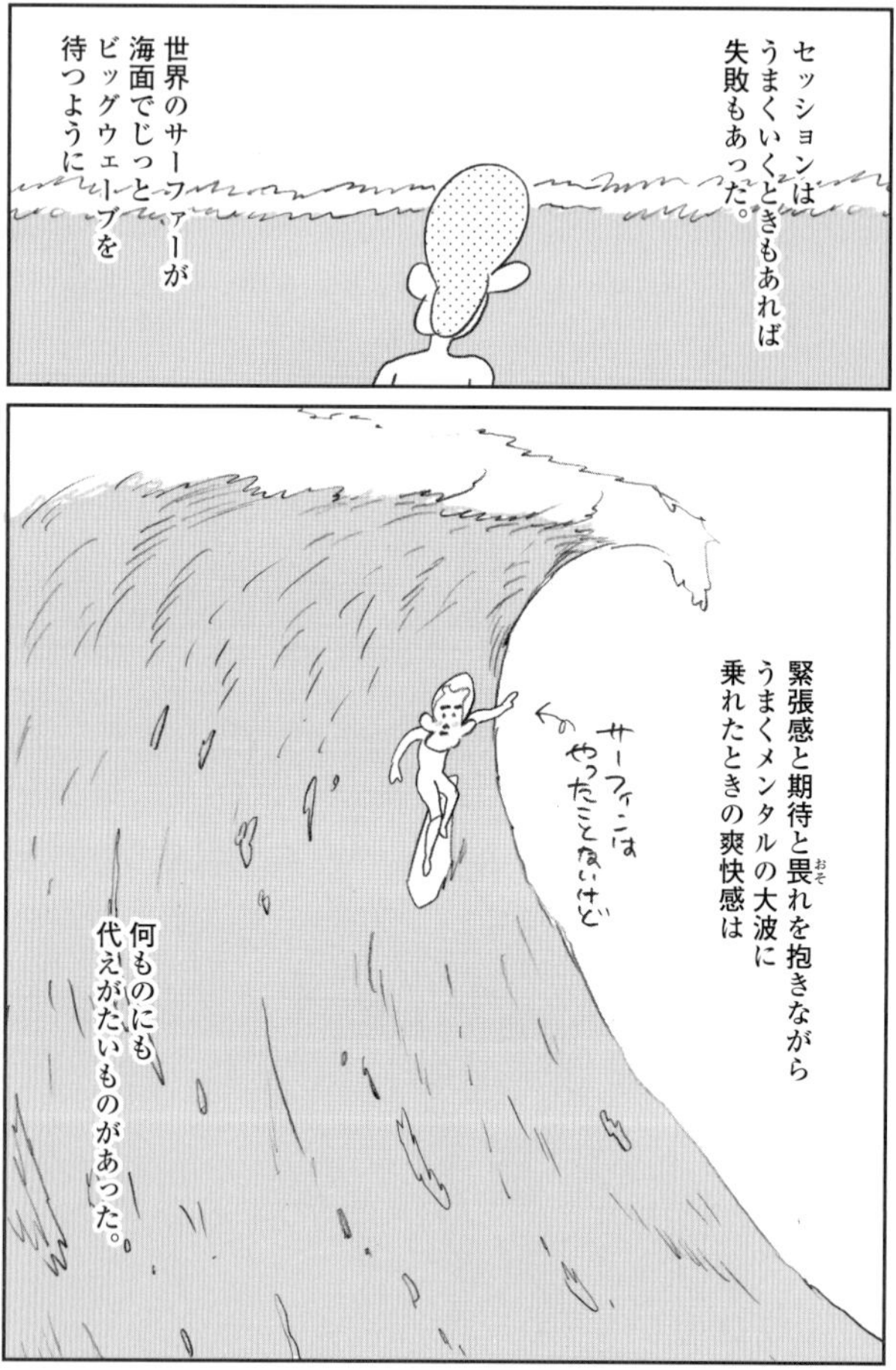
セッションは
うまくいくときもあれば
失敗もあった。
世界のサーファーが
海面でじっと
ビッグウェーブを
待つように
緊張感と期待と畏《おそ》れを抱きながら
うまくメンタルの大波に
乗れたときの爽快感は
サーフィンは
やったことないけど
何ものにも
代えがたいものがあった。

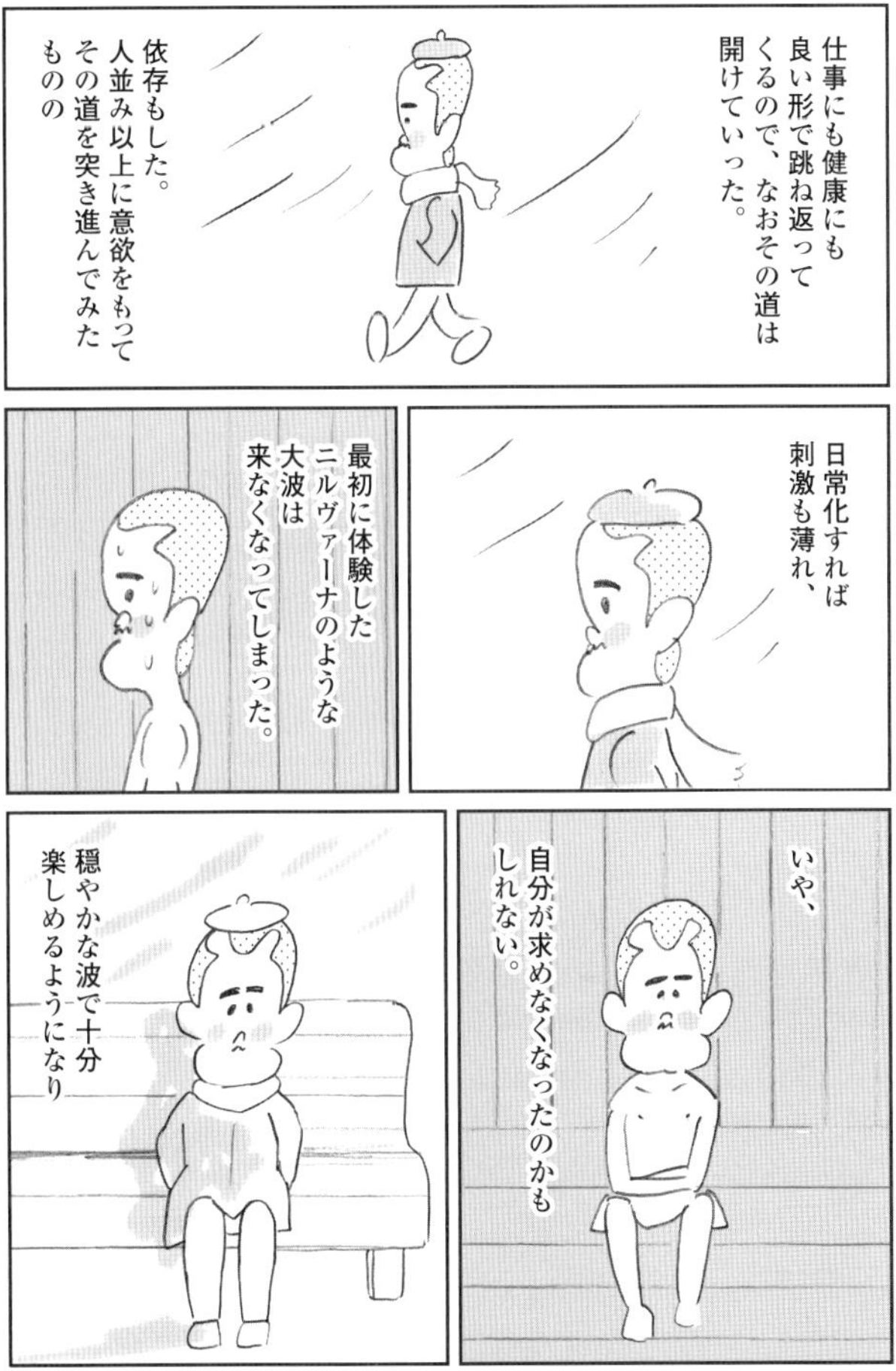
仕事にも健康にも
良い形で跳ね返って
くるので、なおその道は
開けていった。
依存もした。
人並み以上に意欲をもって
その道を突き進んでみた
ものの
日常化すれば
刺激も薄れ、
最初に体験した
ニルヴァーナのような
大波は
来なくなってしまった。
いや、
自分が求めなくなったのかも
しれない。
穏やかな波で十分
楽しめるようになり

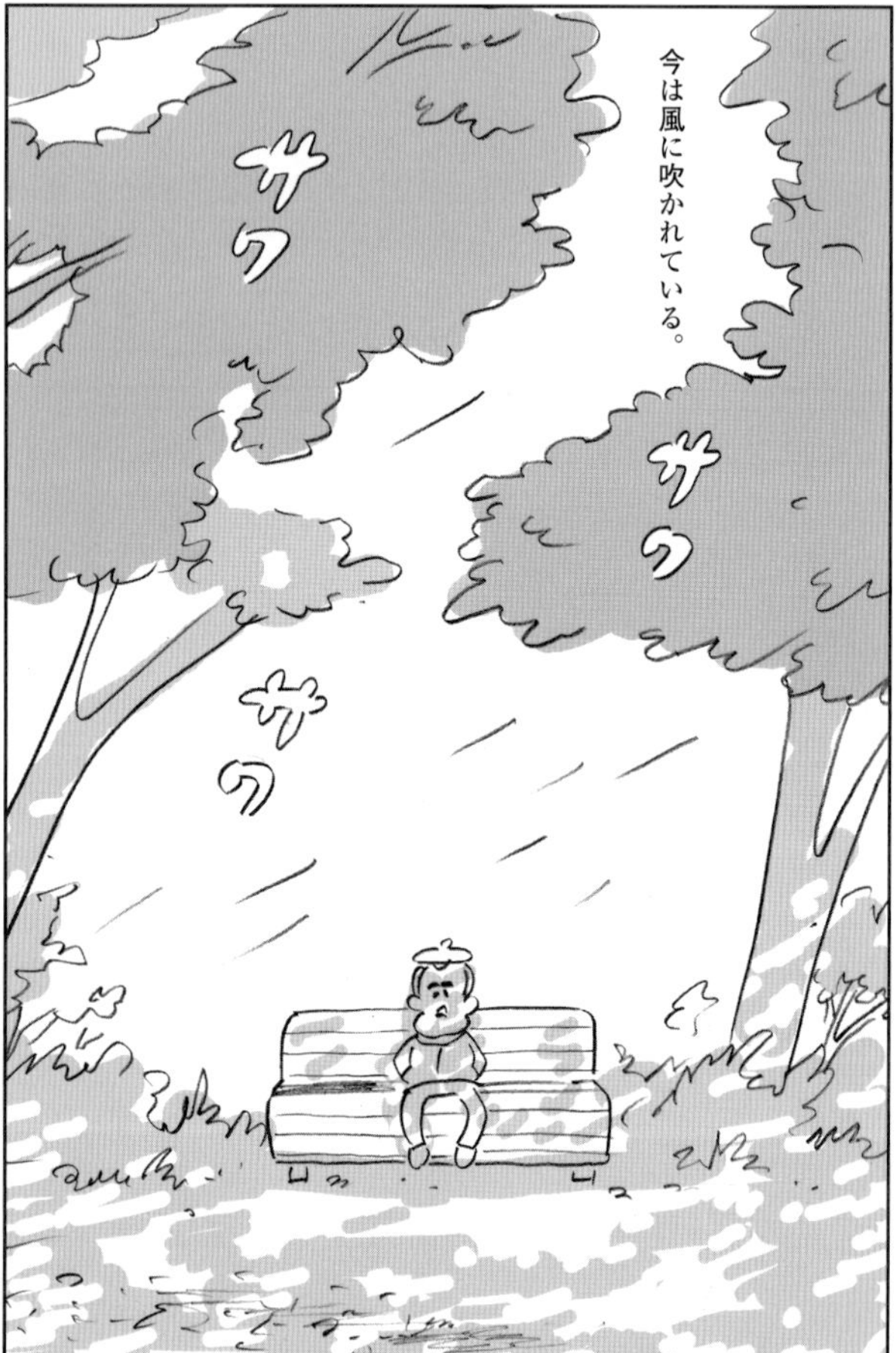
今は風に吹かれている。
サク
サク
サク

session 013

虫の夢

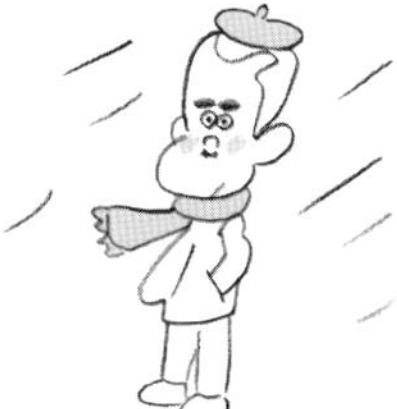

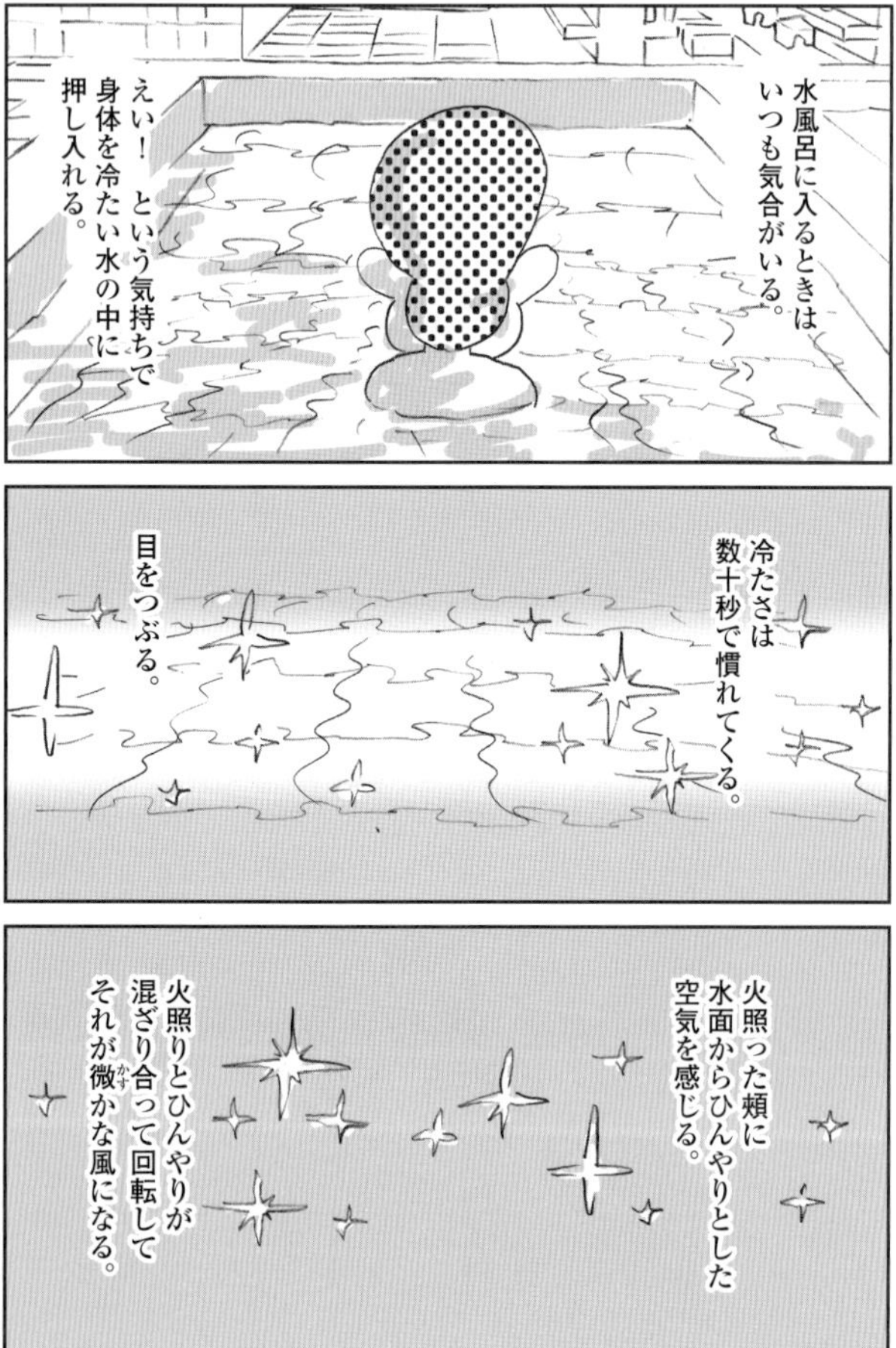
水風呂に入るときは
いつも気合がいる。
えい！　という気持ちで
身体を冷たい水の中に
押し入れる。
冷たさは
数十秒で慣れてくる。
目をつぶる。
火照った頬に
水面からひんやりとした
空気を感じる。
火照りとひんやりが
混ざり合って回転して
それが微《かす》かな風になる。

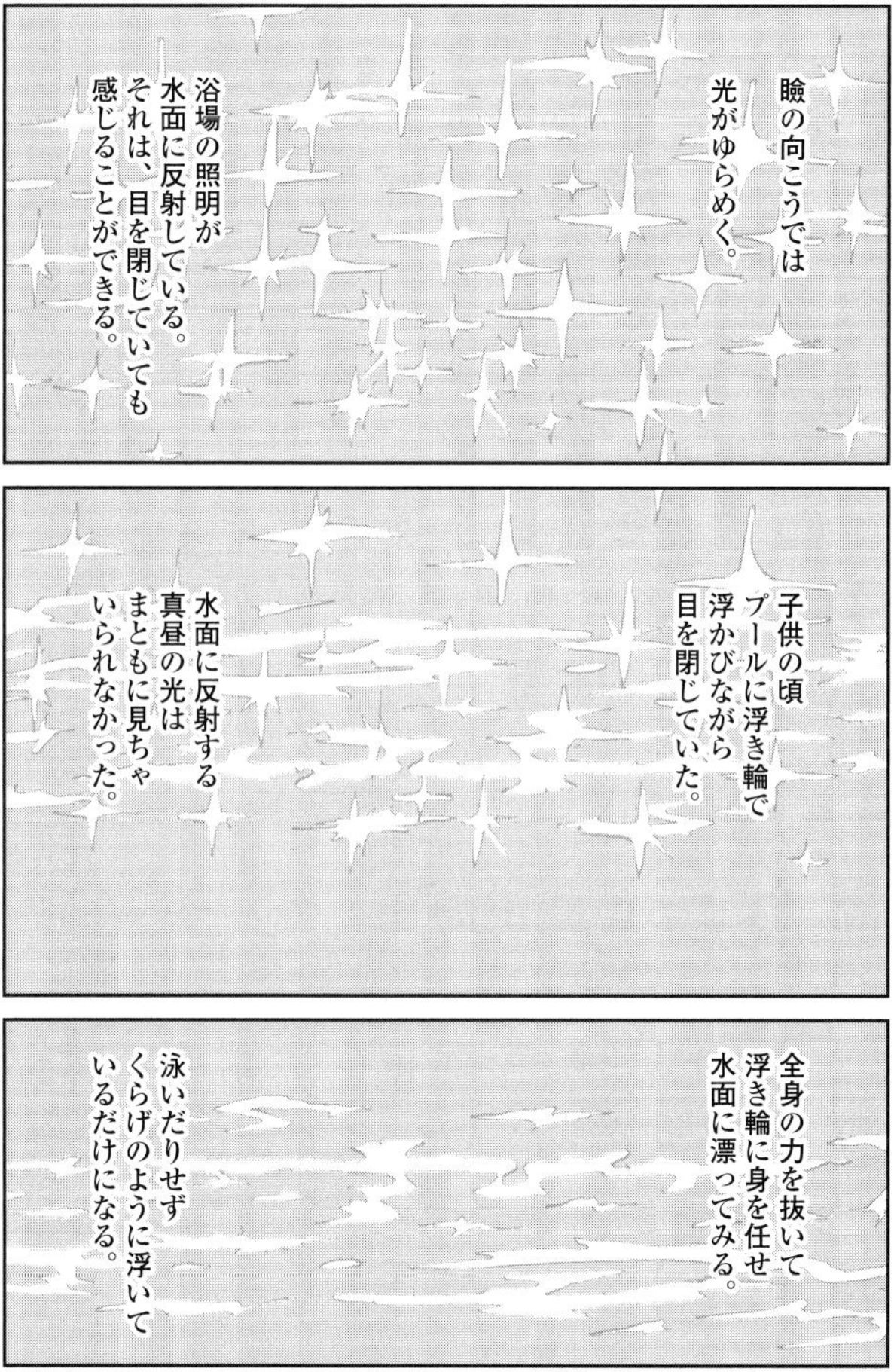
瞼の向こうでは
光がゆらめく。
浴場の照明が
水面に反射している。
それは、目を閉じていても
感じることができる。
子供の頃
プールに浮き輪で
浮かびながら
目を閉じていた。
水面に反射する
真昼の光は
まともに見ちゃ
いられなかった。
全身の力を抜いて
浮き輪に身を任せ
水面に漂ってみる。
泳いだりせず
くらげのように浮いて
いるだけになる。

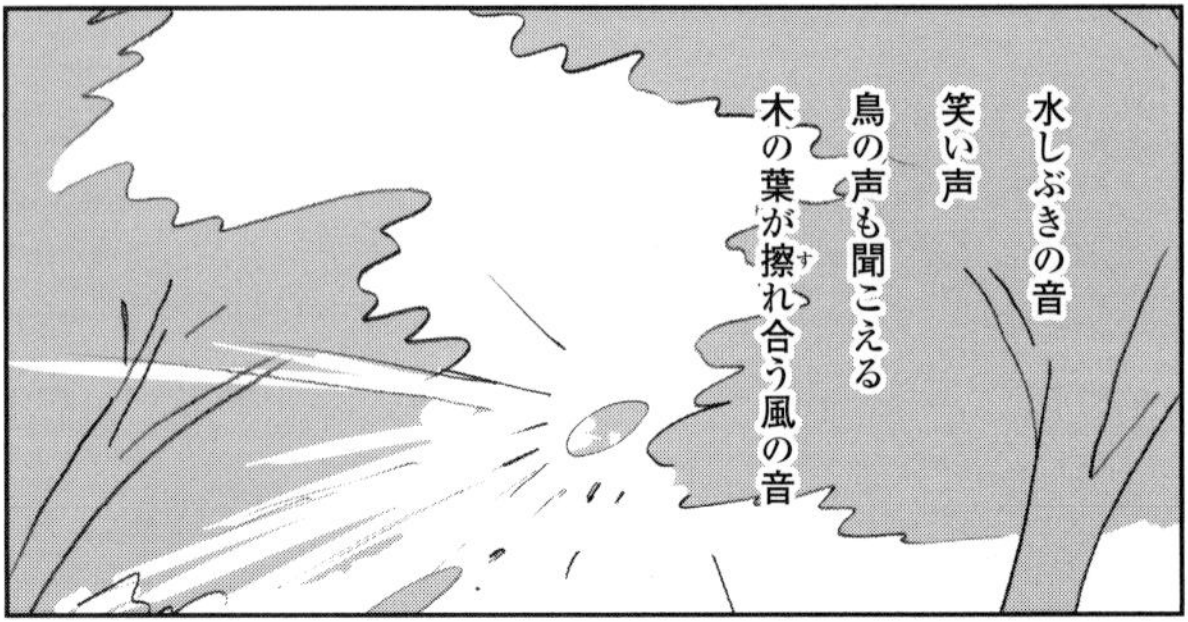
水しぶきの音
笑い声
鳥の声も聞こえる
木の葉が擦《す》れ合う風の音

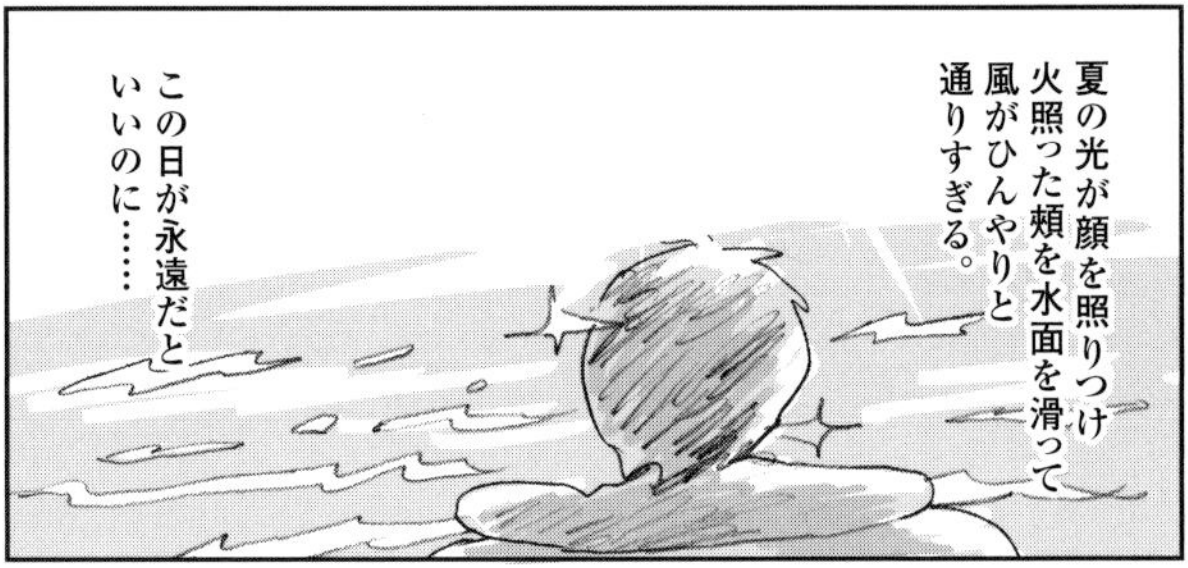
夏の光が顔を照りつけ
火照った頬を水面を滑って
風がひんやりと
通りすぎる。
この日が永遠だと
いいのに……

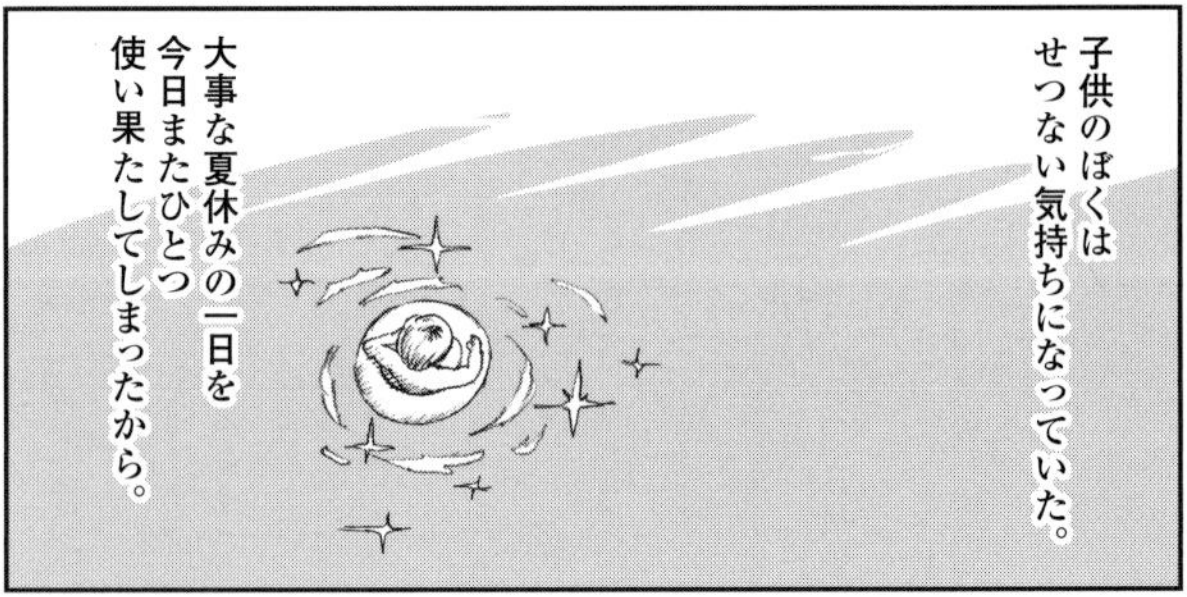
子供のぼくは
せつない気持ちになっていた。
大事な夏休みの一日を
今日またひとつ
使い果たしてしまったから。

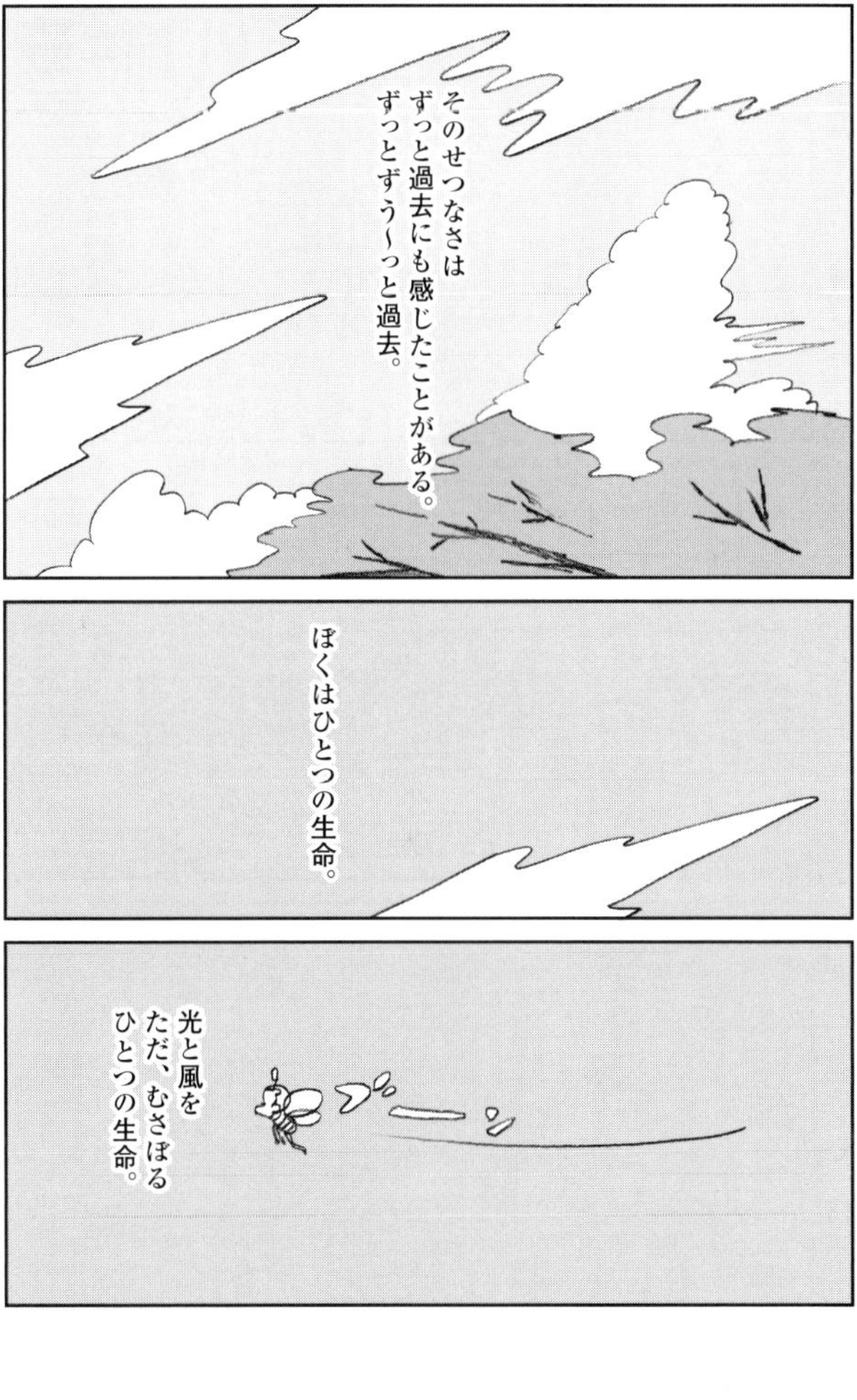
そのせつなさは
ずっと過去にも感じたことがある。
ずっとずう～っと過去。
ぼくはひとつの生命。
光と風を
ただ、むさぼる
ひとつの生命。

ブイーン

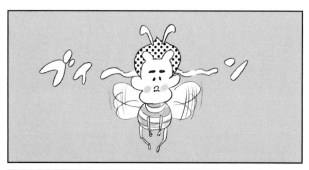

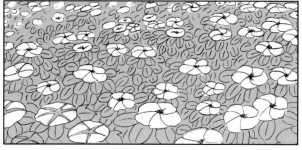

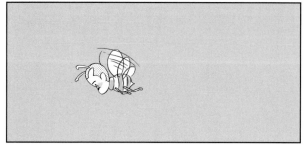

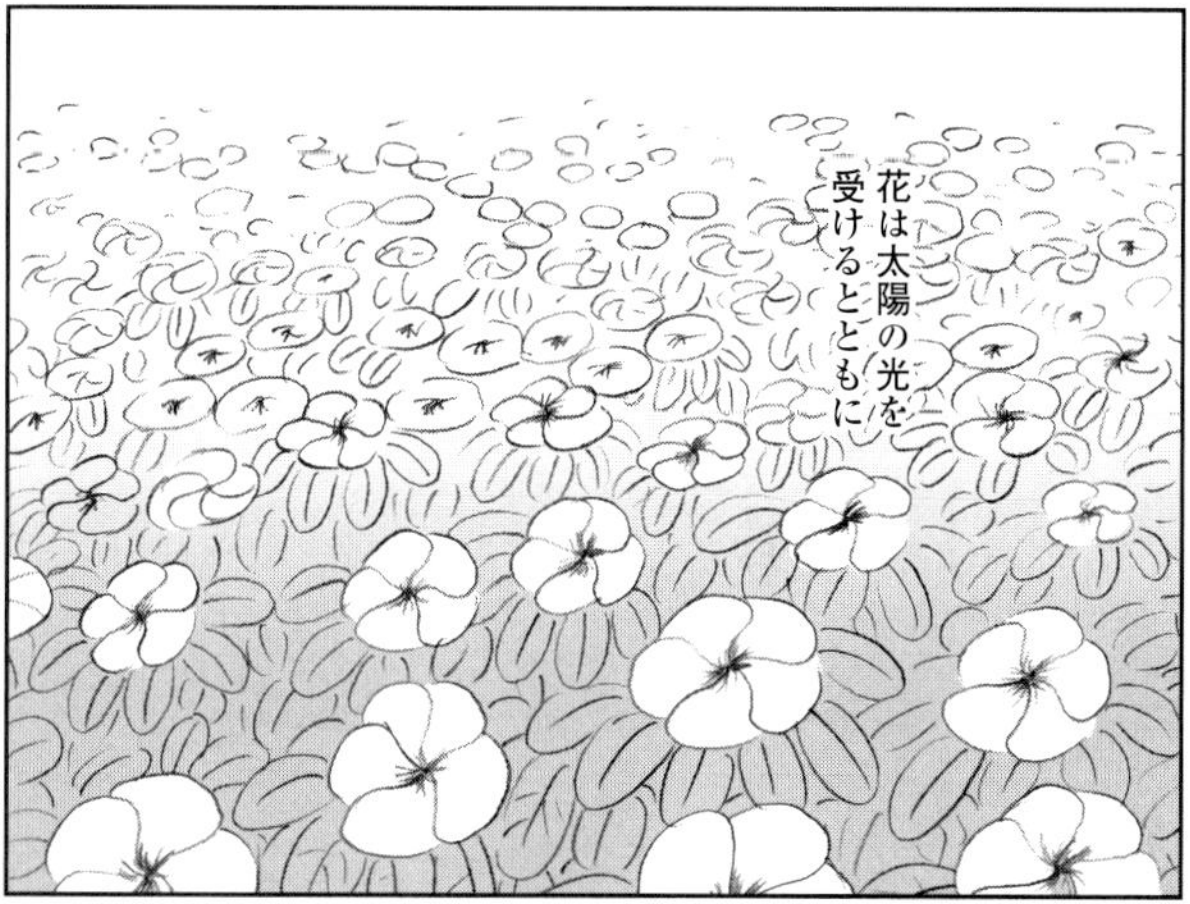
花は太陽の光を
受けるとともに

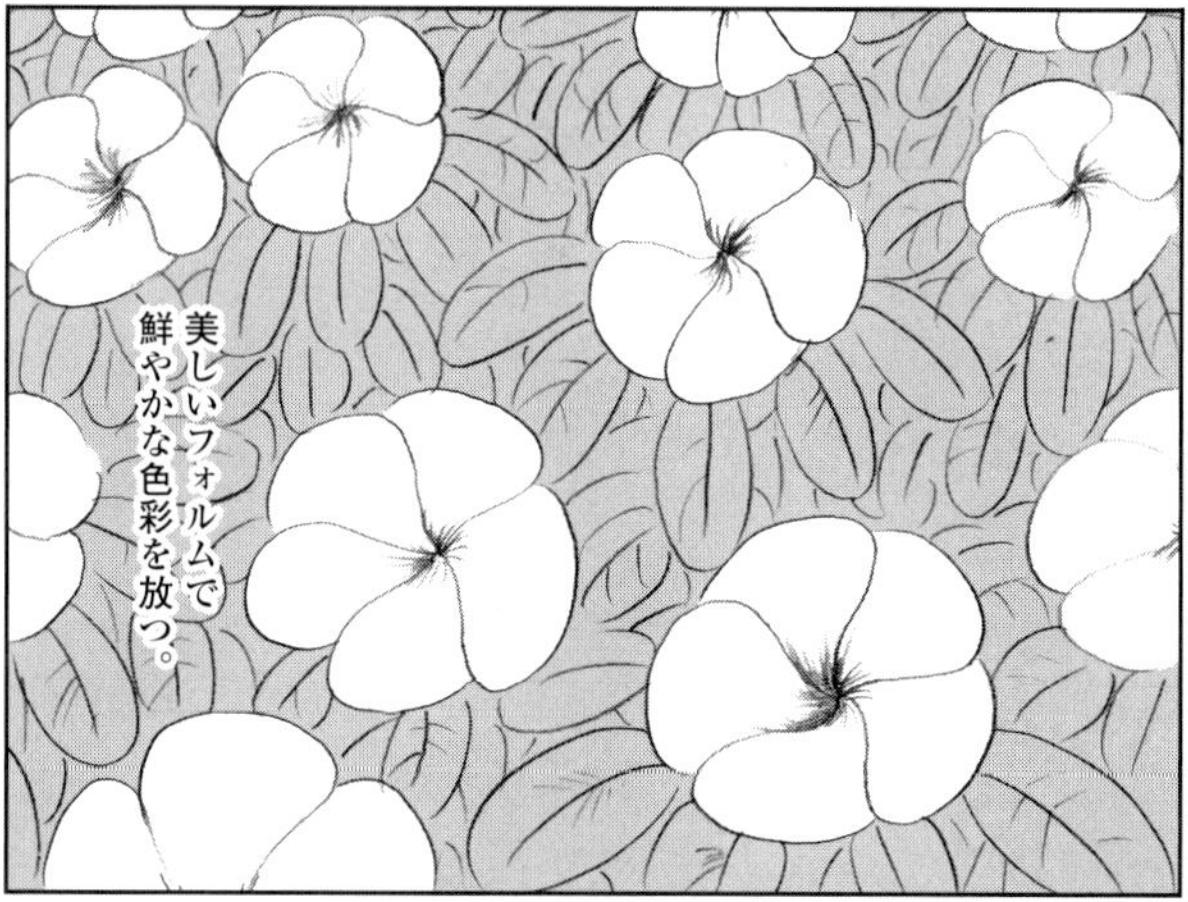
美しいフォルムで
鮮やかな色彩を放つ。

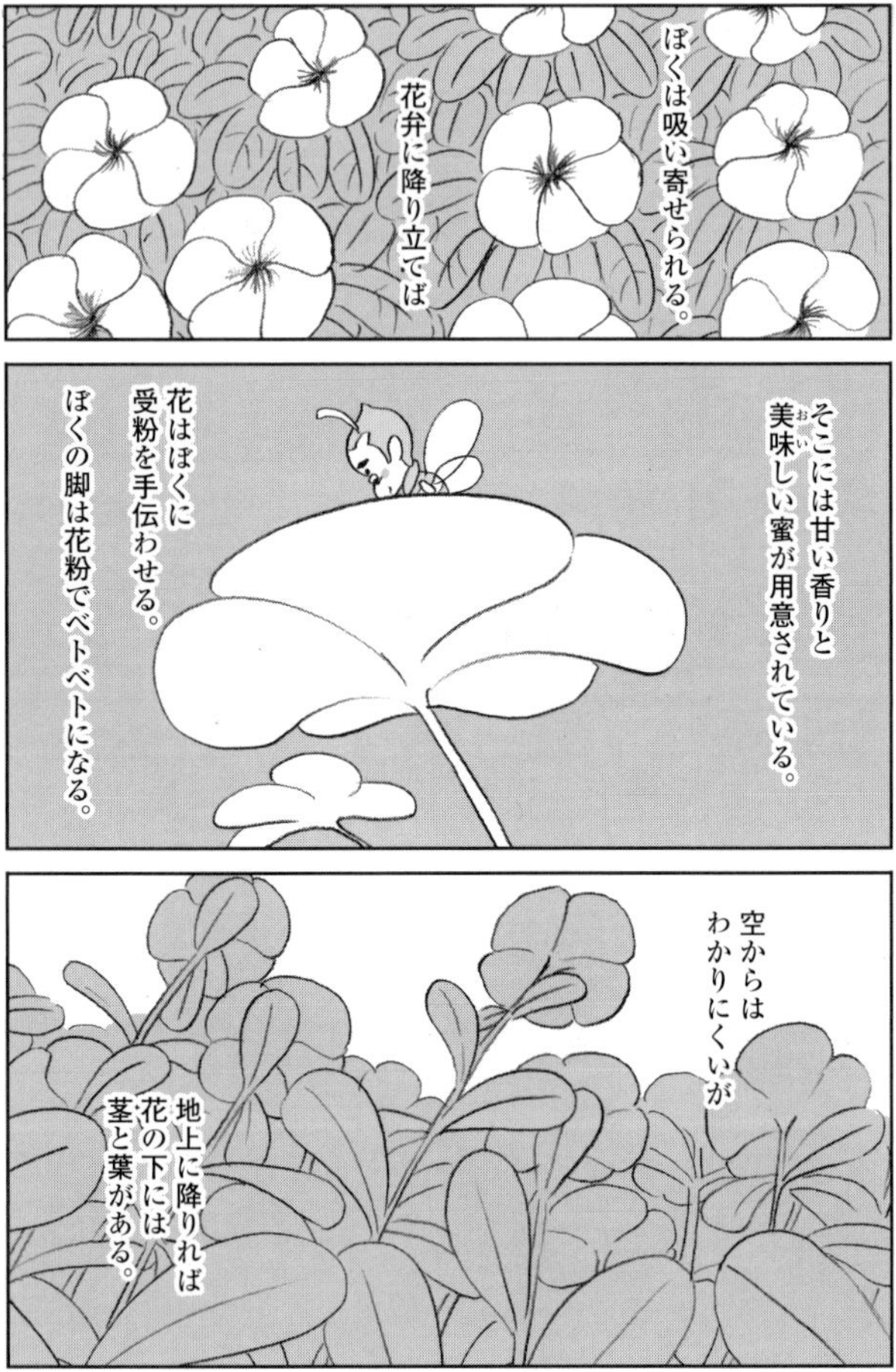
ぼくは吸い寄せられる。
花弁に降り立てば
そこには甘い香りと
美《お》味《い》しい蜜が用意されている。
花はぼくに
受粉を手伝わせる。
ぼくの脚は花粉でベトベトになる。
空からは
わかりにくいが
地上に降りれば
花の下には
茎と葉がある。

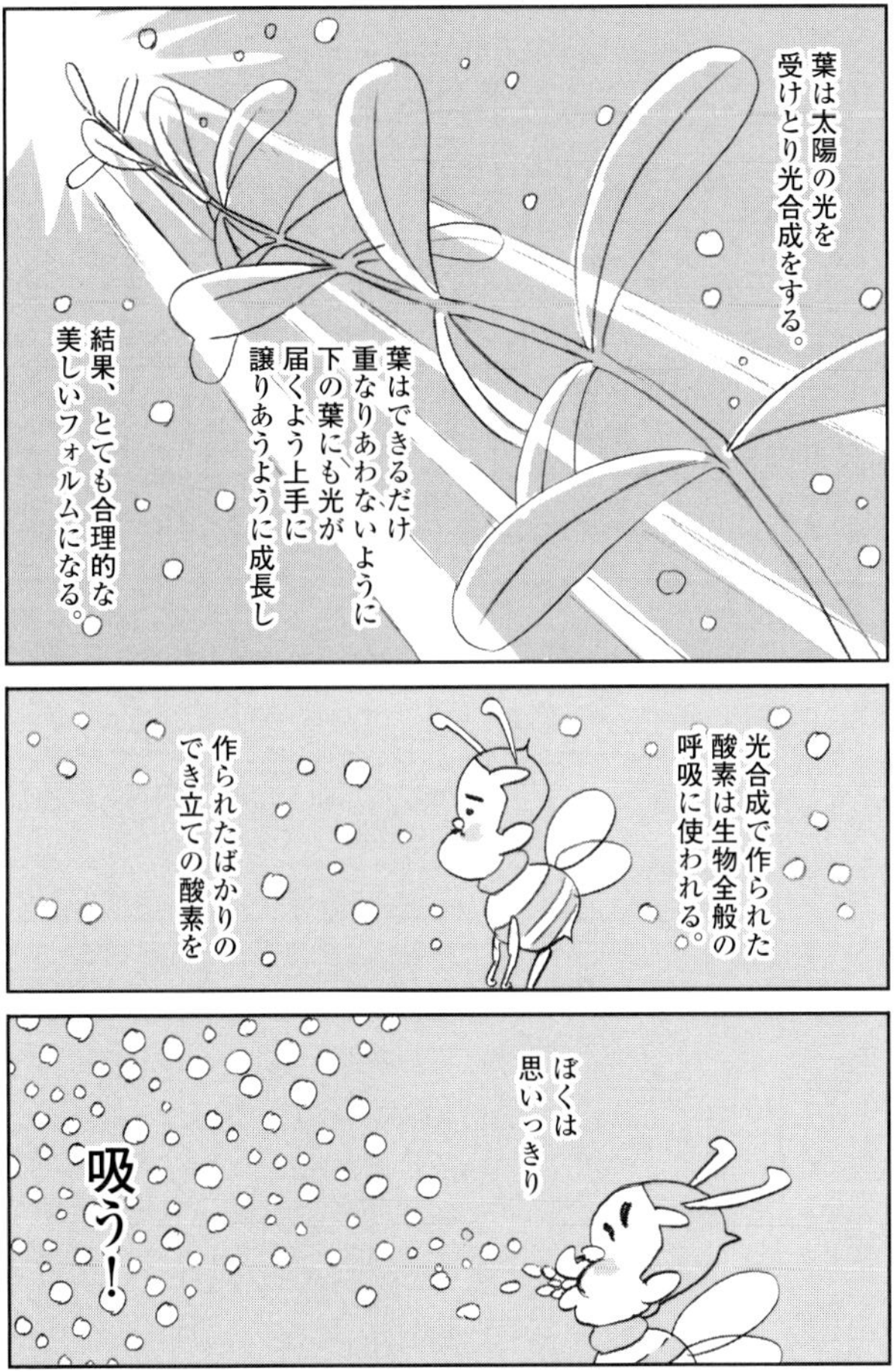
葉は太陽の光を受けとり光合成をする。
葉はできるだけ重なりあわないように下の葉にも光が届くよう上手に譲りあうように成長し
結果、とても合理的な美しいフォルムになる。
光合成で作られた酸素は生物全般の呼吸に使われる。
作られたばかりのでき立ての酸素を
ぼくは思いっきり
吸う！

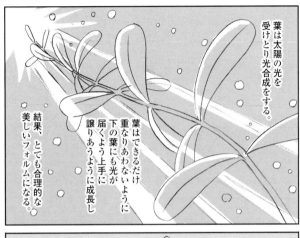

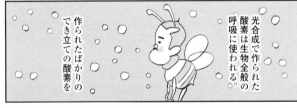

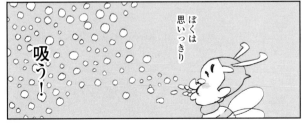

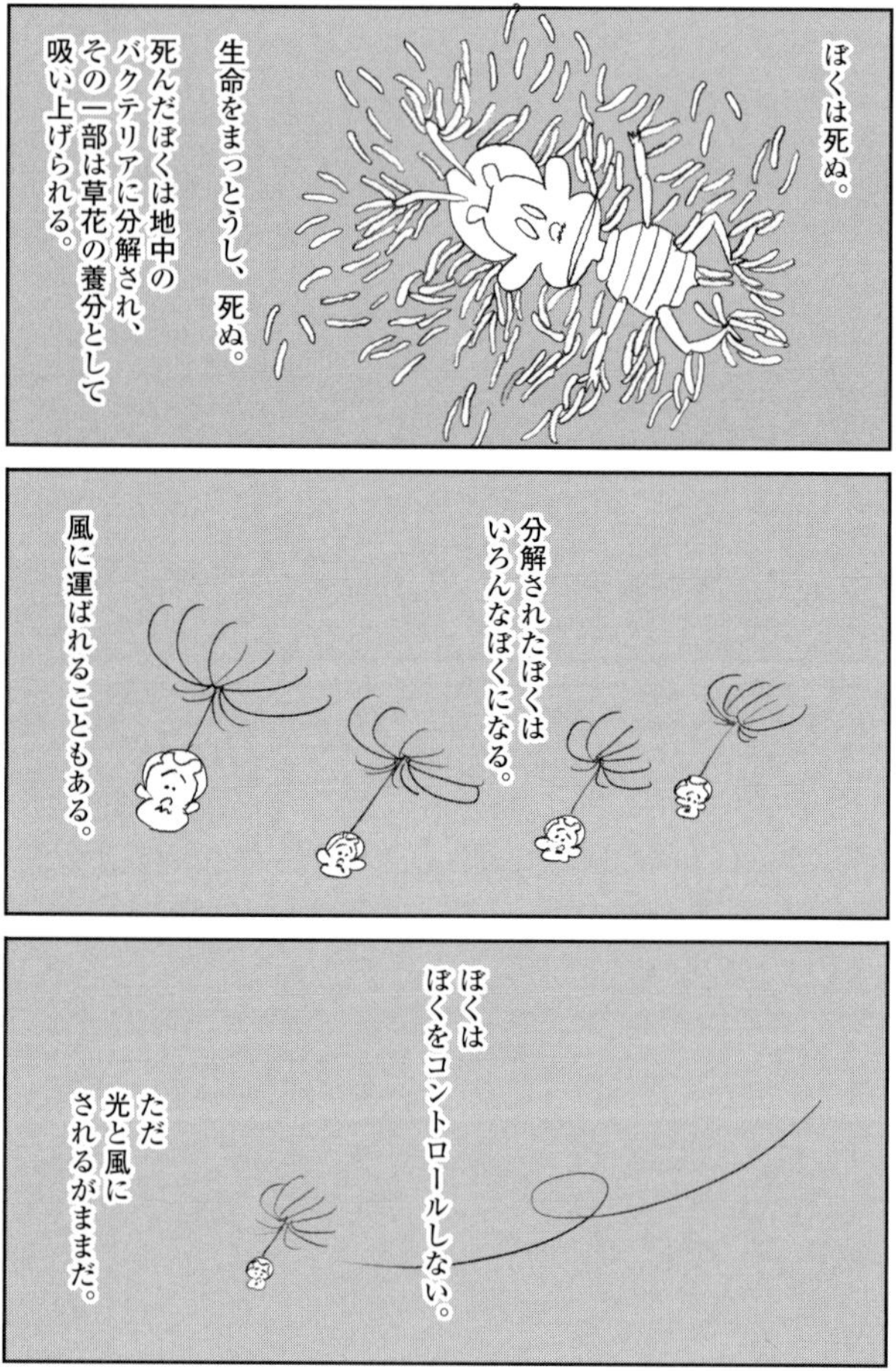
ぼくは死ぬ。
生命をまっとうし、死ぬ。
死んだぼくは地中の
バクテリアに分解され、
その一部は草花の養分として
吸い上げられる。
分解されたぼくは
いろんなぼくになる。
風に運ばれることもある。
ぼくは
ぼくをコントロールしない。
ただ
光と風に
されるがままだ。

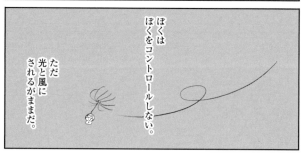

そのシステムは
一切の無駄を出さず
極限までシンプル化され
完成されている世界で
あることがわかる。

そこには美と
あたたかい温度
だけがある。

美と温度

それを感じられることが
この世界に存在する
ということであり
生きているということである。

とすれば、

今のぼくは美と温度を
感じられているだろうか。

ぼくは今、どこで何を
しているんだろう。

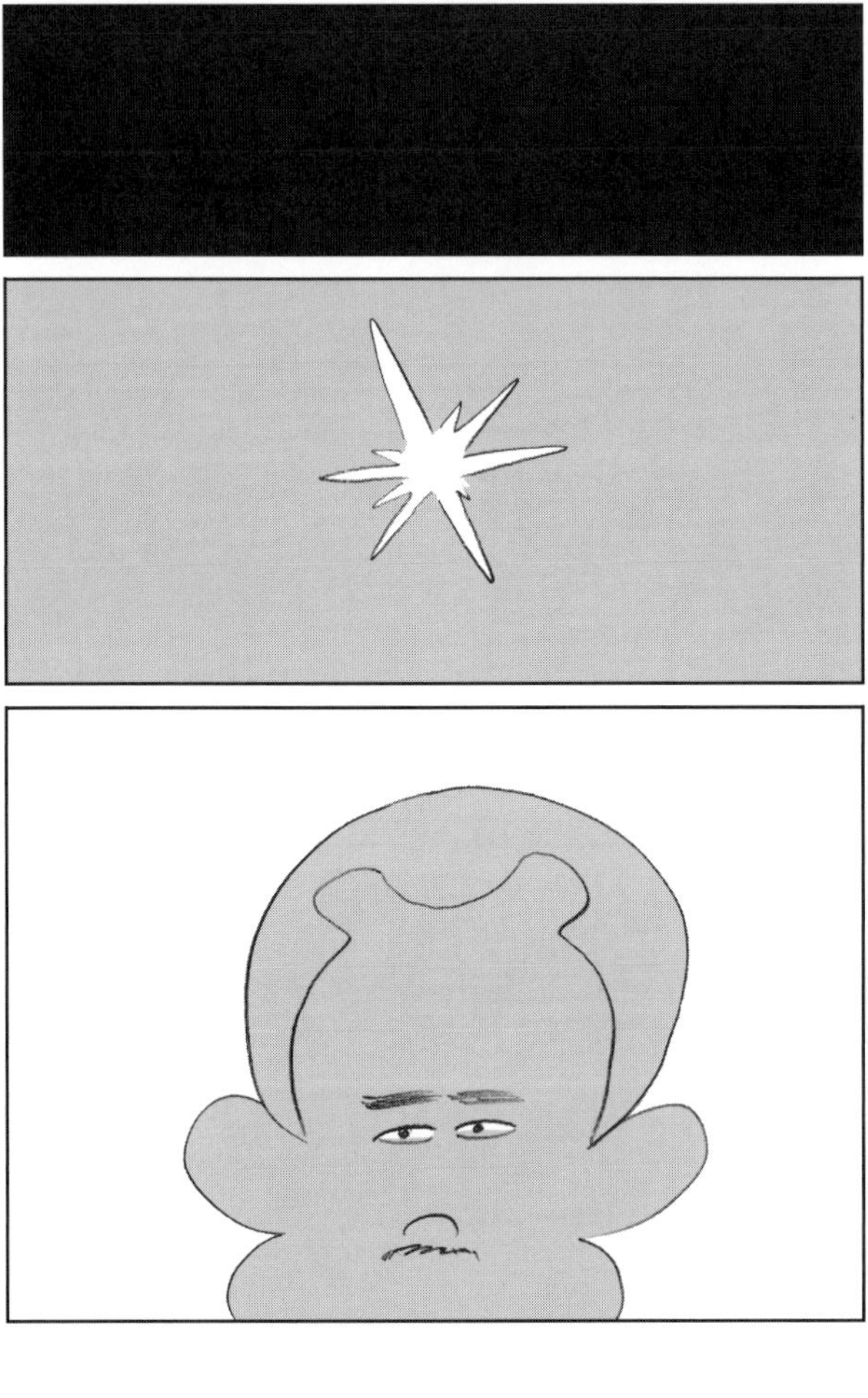

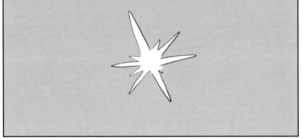

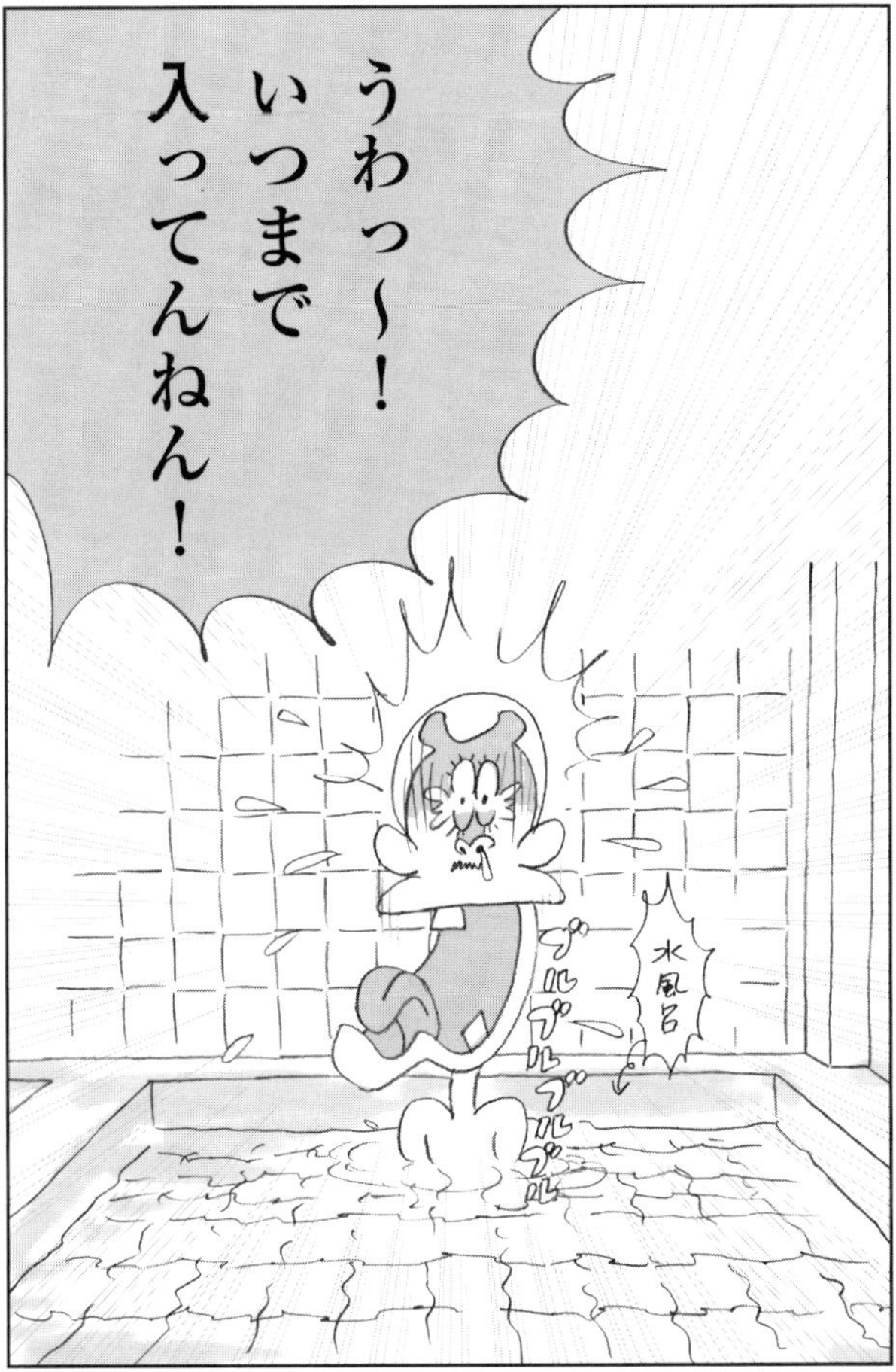
うわっ〜！
いつまで
入ってんねん！
ブルブルブルブル
水風呂

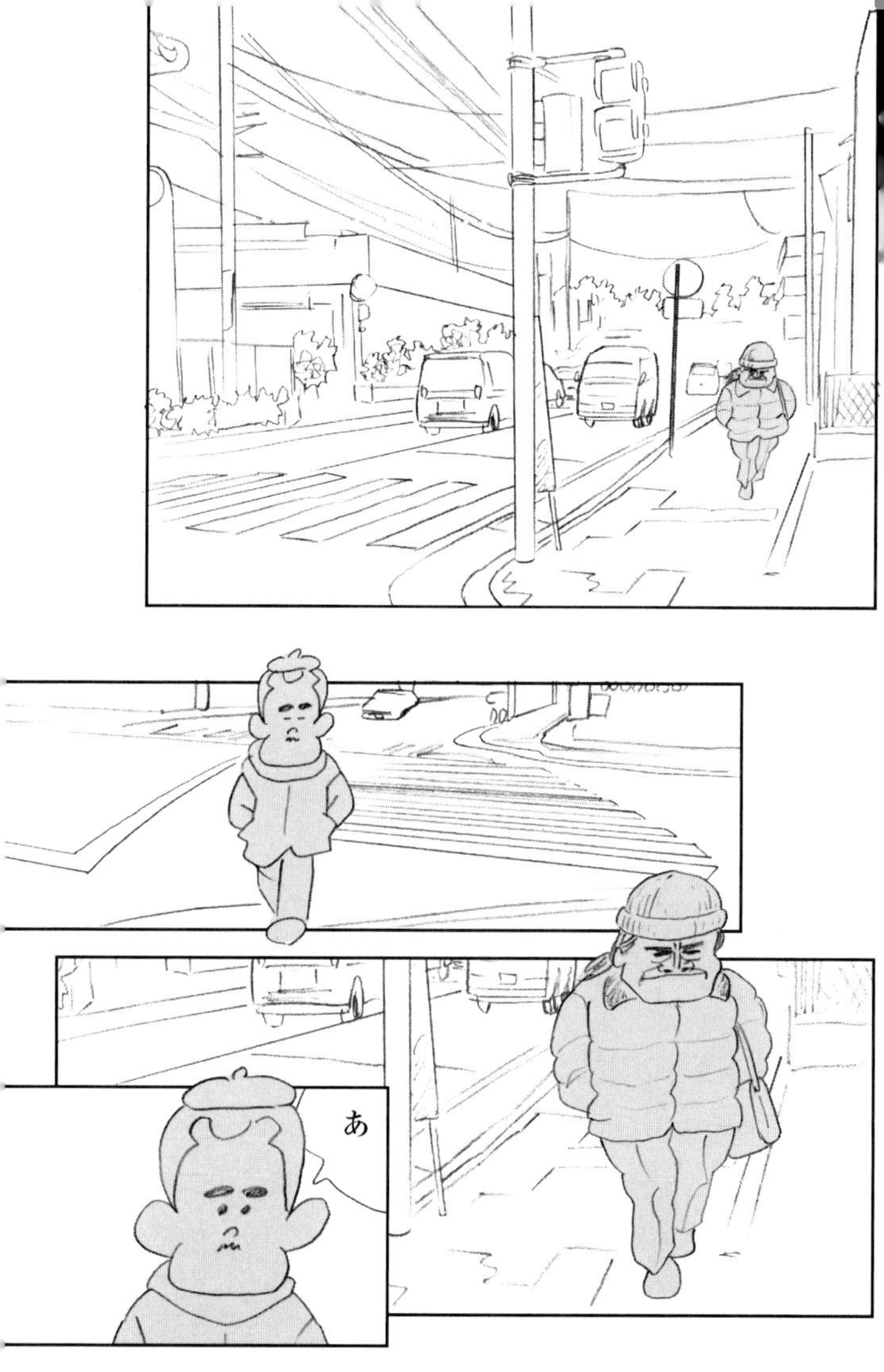
あ

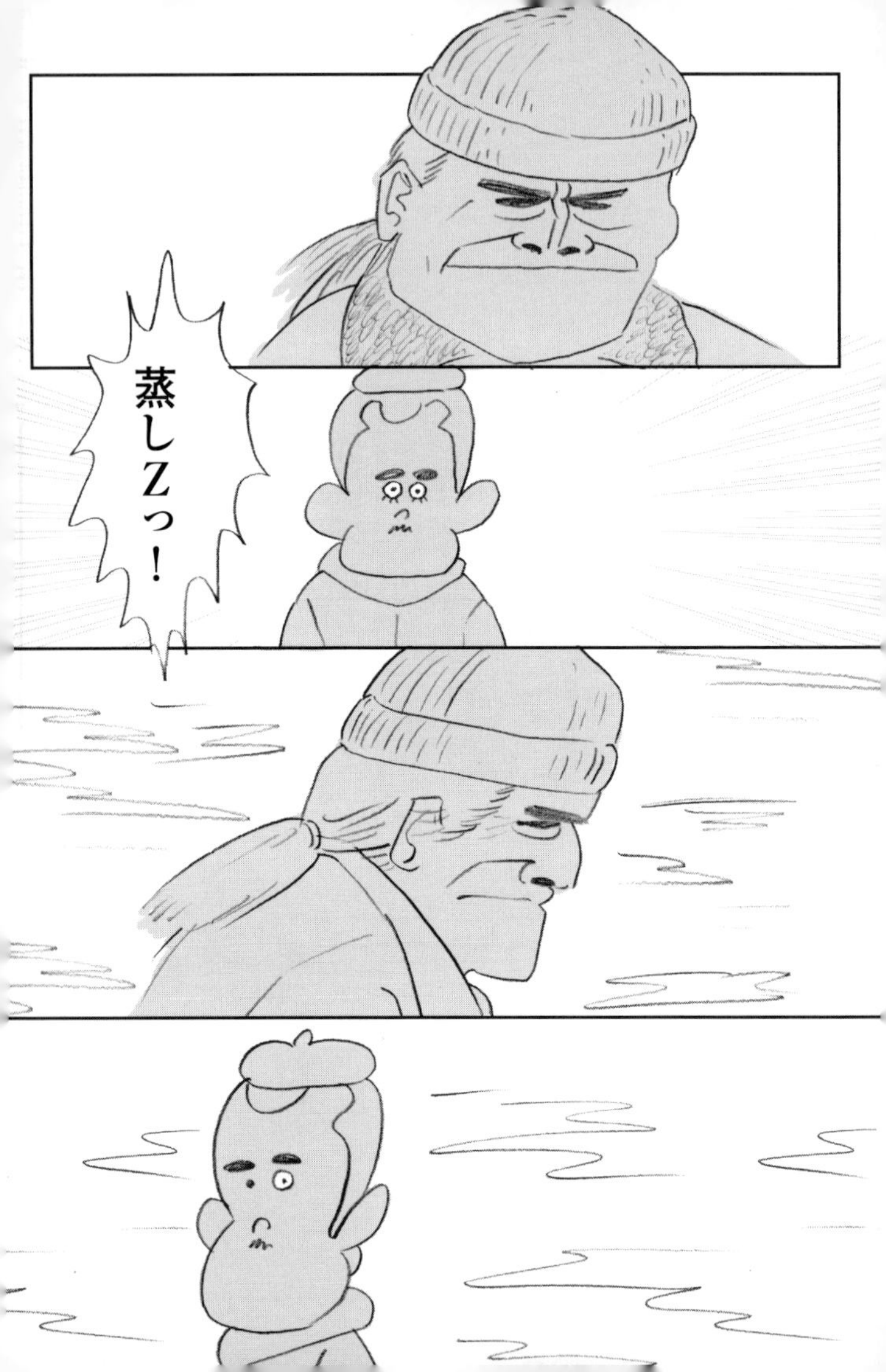
蒸しZっ！

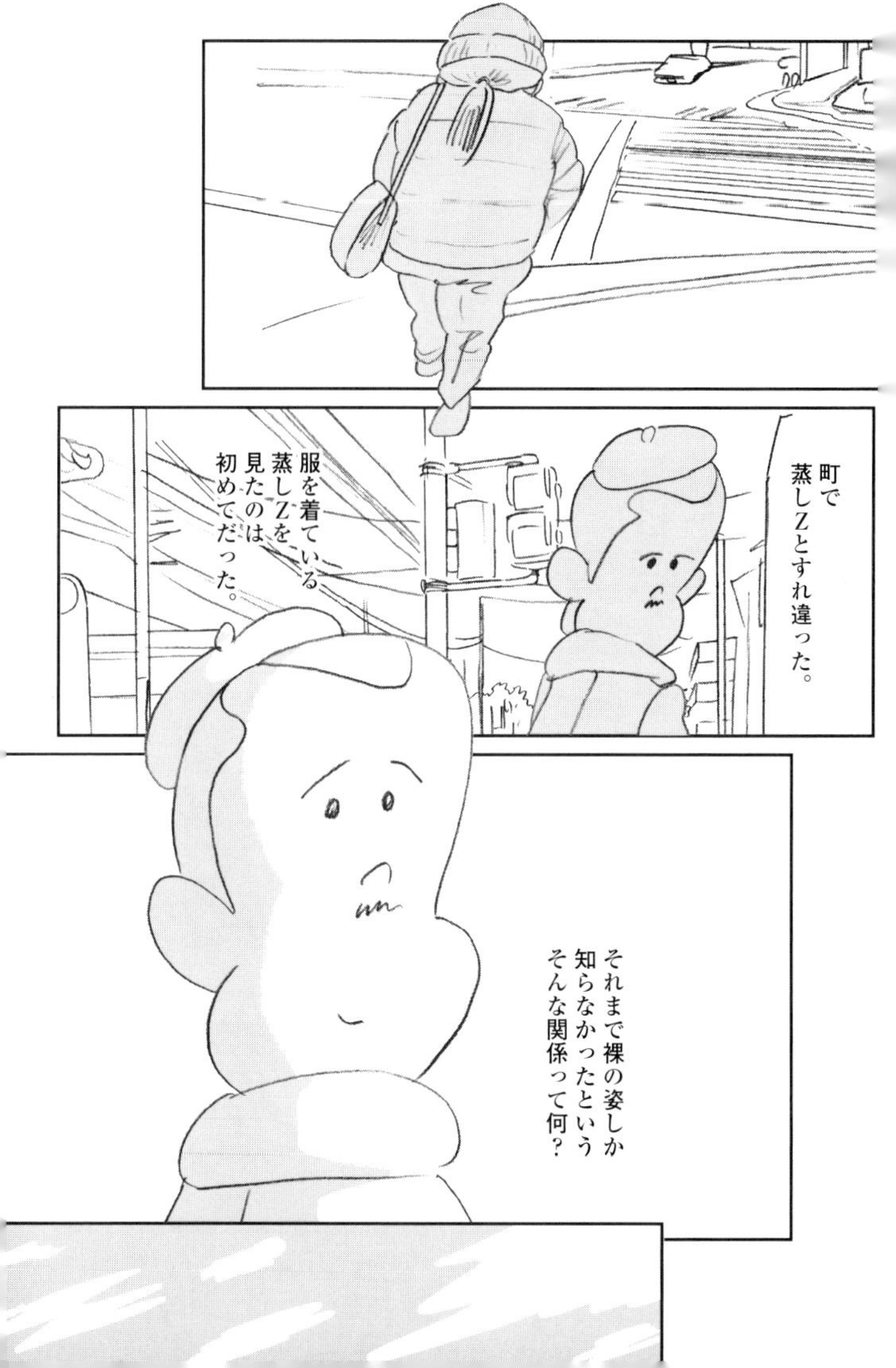
町で蒸しZとすれ違った。
服を着ている蒸しZを見たのは初めてだった。
それまで裸の姿しか知らなかったというそんな関係って何？

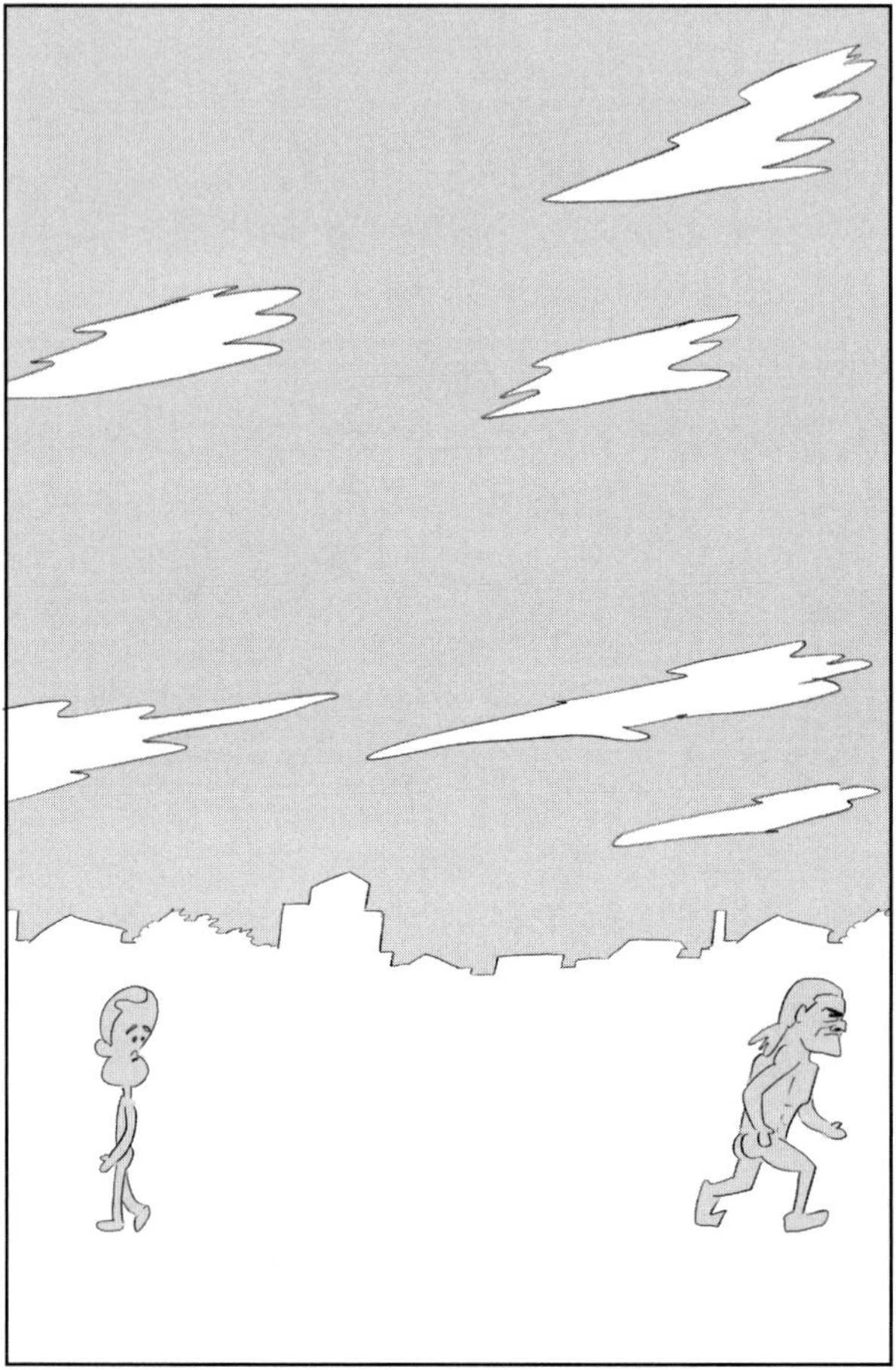

session 014

それは気分がよくなるからです

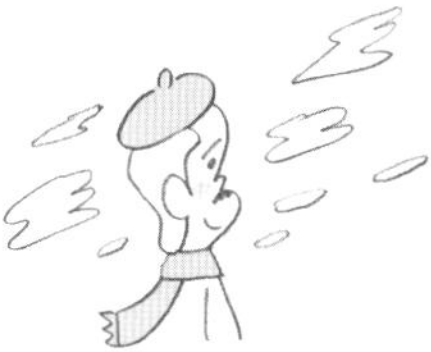

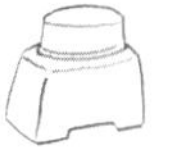

ぼくににとってサウナはマーブルボックスじゃなくなって、ただのサウナになった。今、サウナは特別な体験をしにいくところではなくなった。それでもサウナには行きたい。

「なぜ、サウナに行くのですか?」と問えば、「それは気分がよくなるから」と今はそんな感じで思う。

ぼくが蒸しＺや毛蒸氏くらいの世代になったらまた違うサウナ観が出てくるかもしれない。それはそれで楽しみにしている。「サ道」に入門してまだ２年、入り口に差し掛かったばかり、今後もいろんな心境の変化が出てくるはず。

サ道はきっと奥が深い。まだまだ未体験ゾーンがあるんだろう。

風呂の起源も知った。サウナは「風」だということにも気づいた。

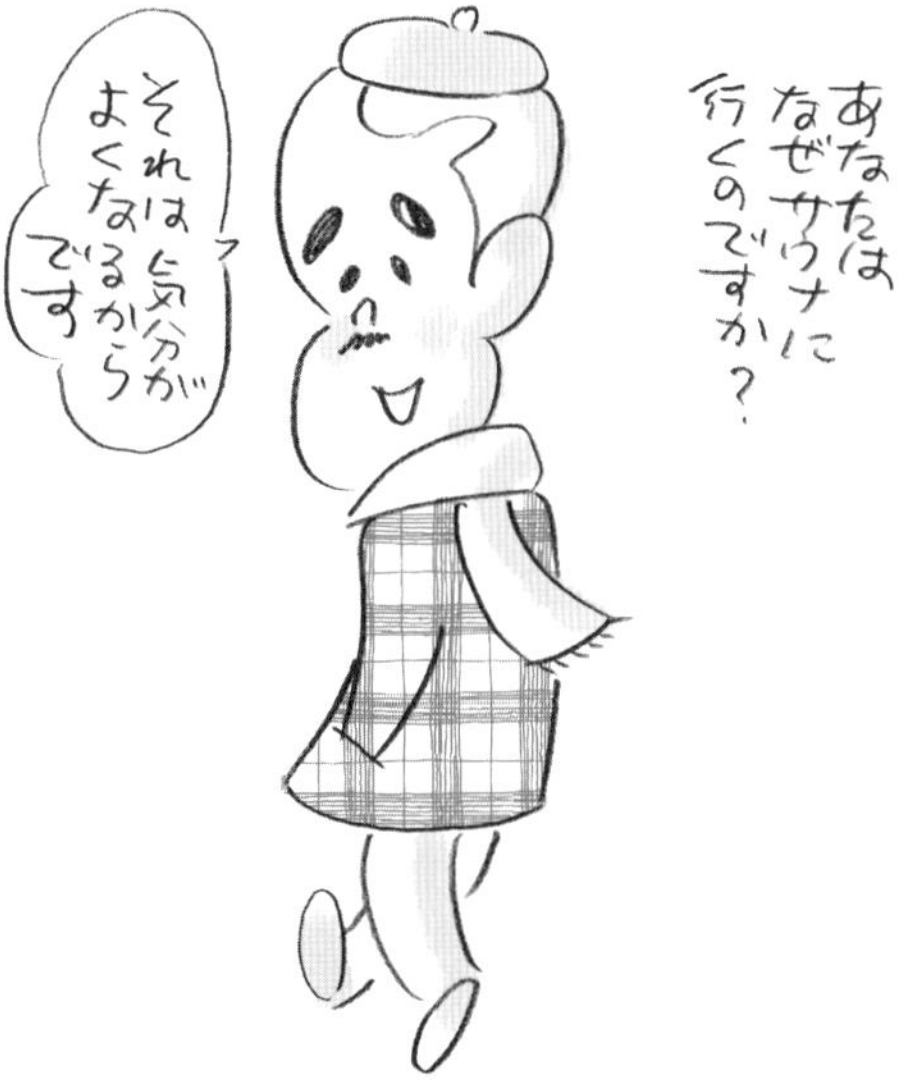
あなたはなぜサウナに行くのですか？
それは気分がよくなるからです

サ道の道をたどり、風はぼくをどこに運んでくれるんでしょう〜。

想像してみる。

その先、道のその先……

たどりつくところ究極は、サウナに行かなくてもよい、というところかもしれない。

朝起きて、窓を開けて、午前中の水分を多く含んだ真新しい風を身体で感じる、ただそれだけでサウナに行ったことと同じになりたい。

水風呂の中で見た夢を思い出した。ぼくは虫になって世界を旅した。

そこはシンプルで美しい完璧な世界だった。でもなんで虫になったんだろう……。

「蒸し」となにか関係するのかな。「風」という字を見てみたら、その中に一匹の虫がいた。

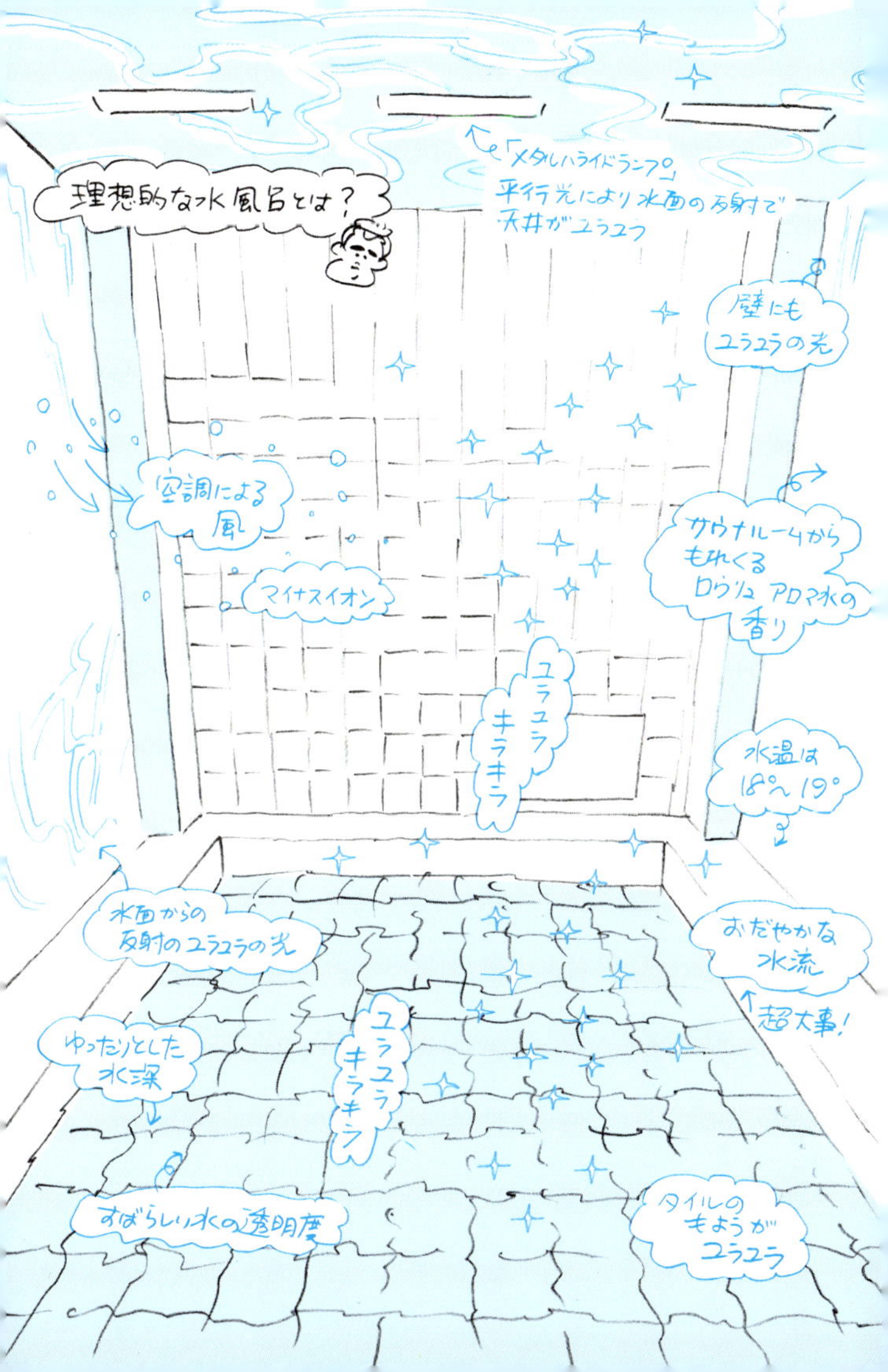
理想的な水風呂とは？
「メタルハライドランプ」
平行光により水面の反射で
天井がユラユラ
壁にも
ユラユラの光
空調による
風
マイナスイオン
サウナルームから
もれくる
ロウリュ アロマ水の
香り
ユラユラ
キラキラ
水温は
18°〜19°
水面からの
反射のユラユラの光
おだやかな
水流
超大事！
ゆったりとした
水深
ユラユラ
キラキラ
すばらしい水の透明度
タイルの
もようが
ユラユラ

あとがきマンガ

『サ道』その後

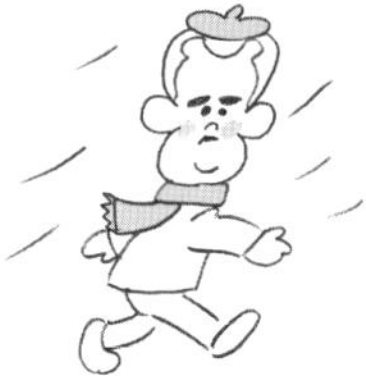

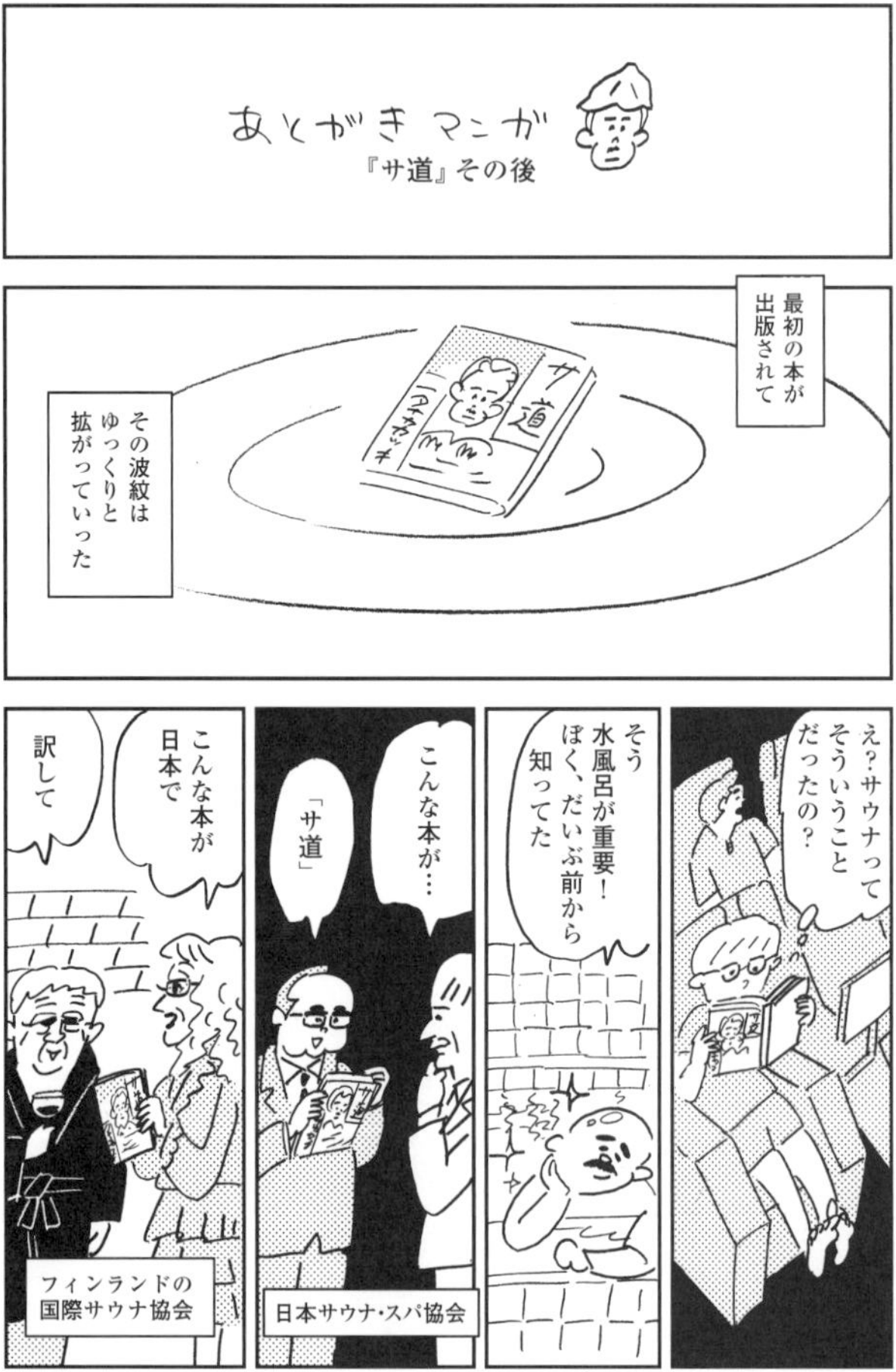
あとがきマンガ
『サ道』その後
最初の本が出版されて
その波紋はゆっくりと拡がっていった
え？サウナってそういうことだったの？
そう水風呂が重要！ぼく、だいぶ前から知ってた
こんな本が…
「サ道」
日本サウナ・スパ協会
こんな本が日本で
訳して
フィンランドの国際サウナ協会

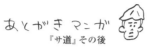

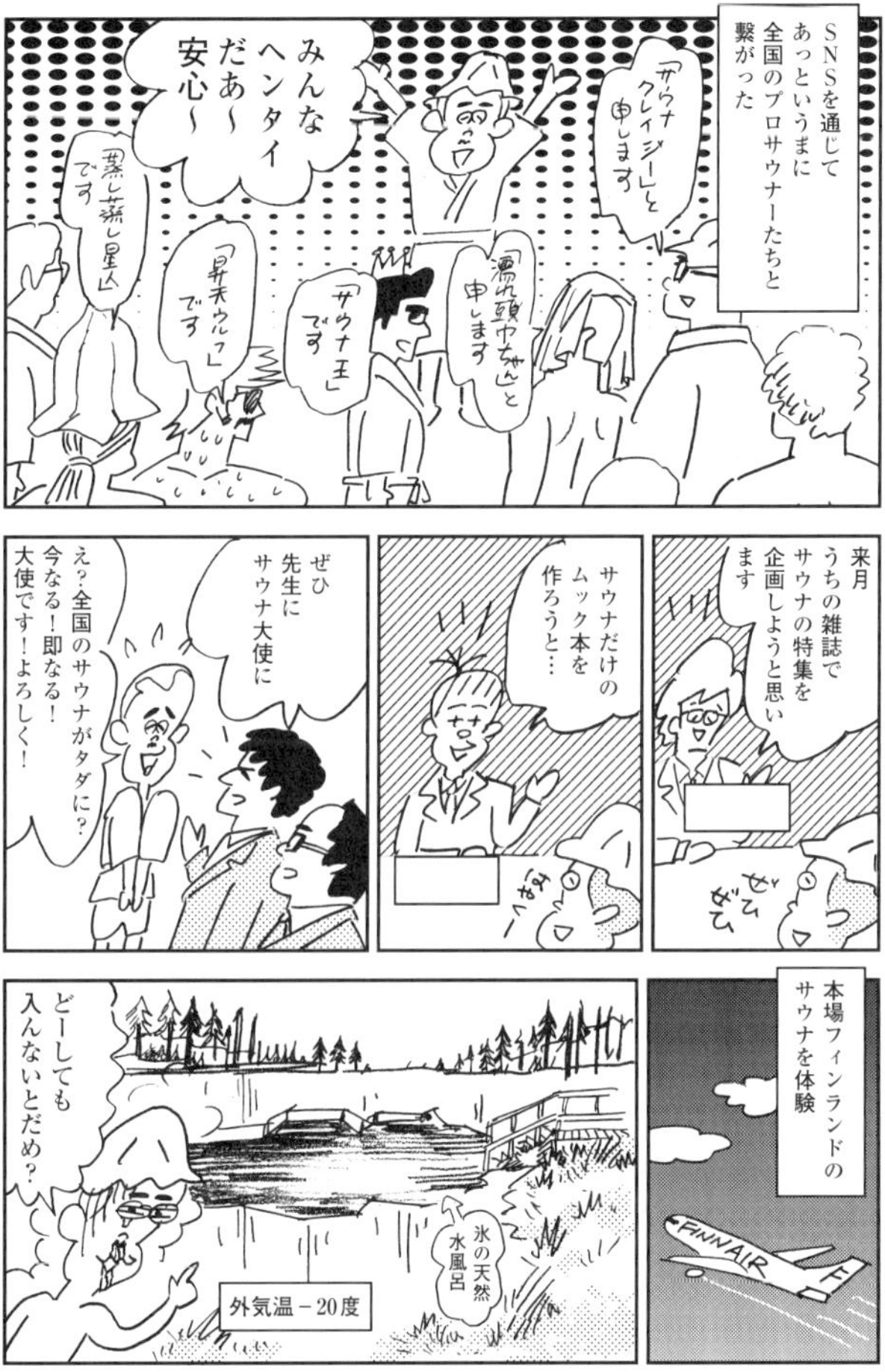

SNSを通じて あっというまに 全国のプロサウナーたちと 繋がった
「サウナクレイジー」と申します
「濡れ頭巾ちゃん」と申します
「サウナ王」です
「昇天ウルフ」です
「蒸し蒸し星人」です
みんなヘンタイだあ〜 安心〜
来月 うちの雑誌でサウナの特集を企画しようと思います
ぜひぜひ
サウナだけのムック本を作ろうと…
ほへ〜
ぜひ先生にサウナ大使に
え？全国のサウナがタダに？今なる！即なる！大使です！よろしく！
本場フィンランドのサウナを体験
FINNAIR
F
どーしても入んないとだめ？
氷の天然水風呂
外気温－20度

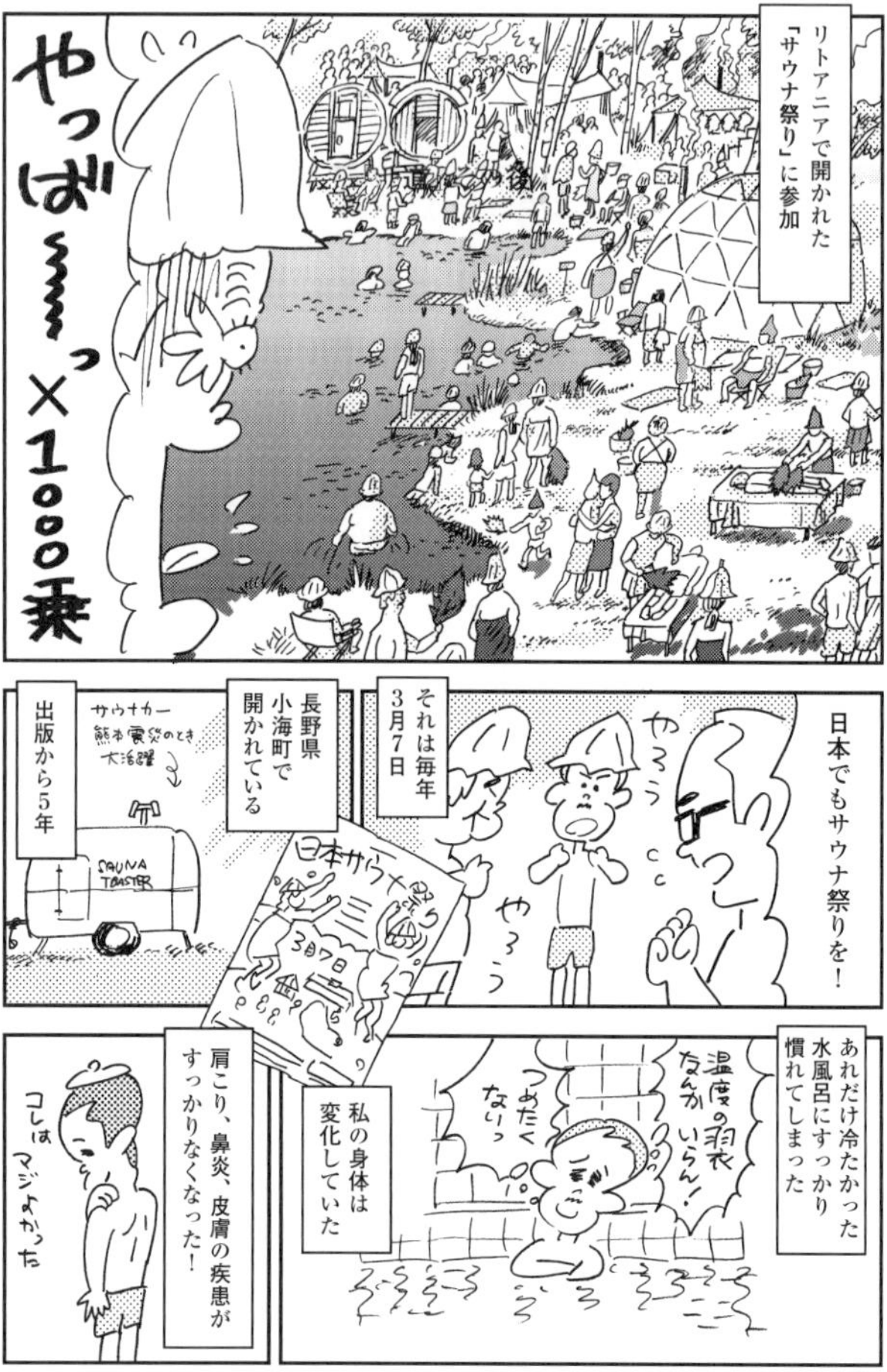
リトアニアで開かれた「サウナ祭り」に参加
やっぱ〜っ×1000乗
日本でもサウナ祭りを！
やろう
やろう
それは毎年3月7日
日本サウナ祭り
3月7日
長野県小海町で開かれている
出版から5年
サウナカー
熊本震災のとき大活躍
SAUNA TOASTER
あれだけ冷たかった水風呂にすっかり慣れてしまった
温度の羽衣なんかいらん！
つめたくなりっ
私の身体は変化していた
肩こり、鼻炎、皮膚の疾患がすっかりなくなった！
コレはマジよかった

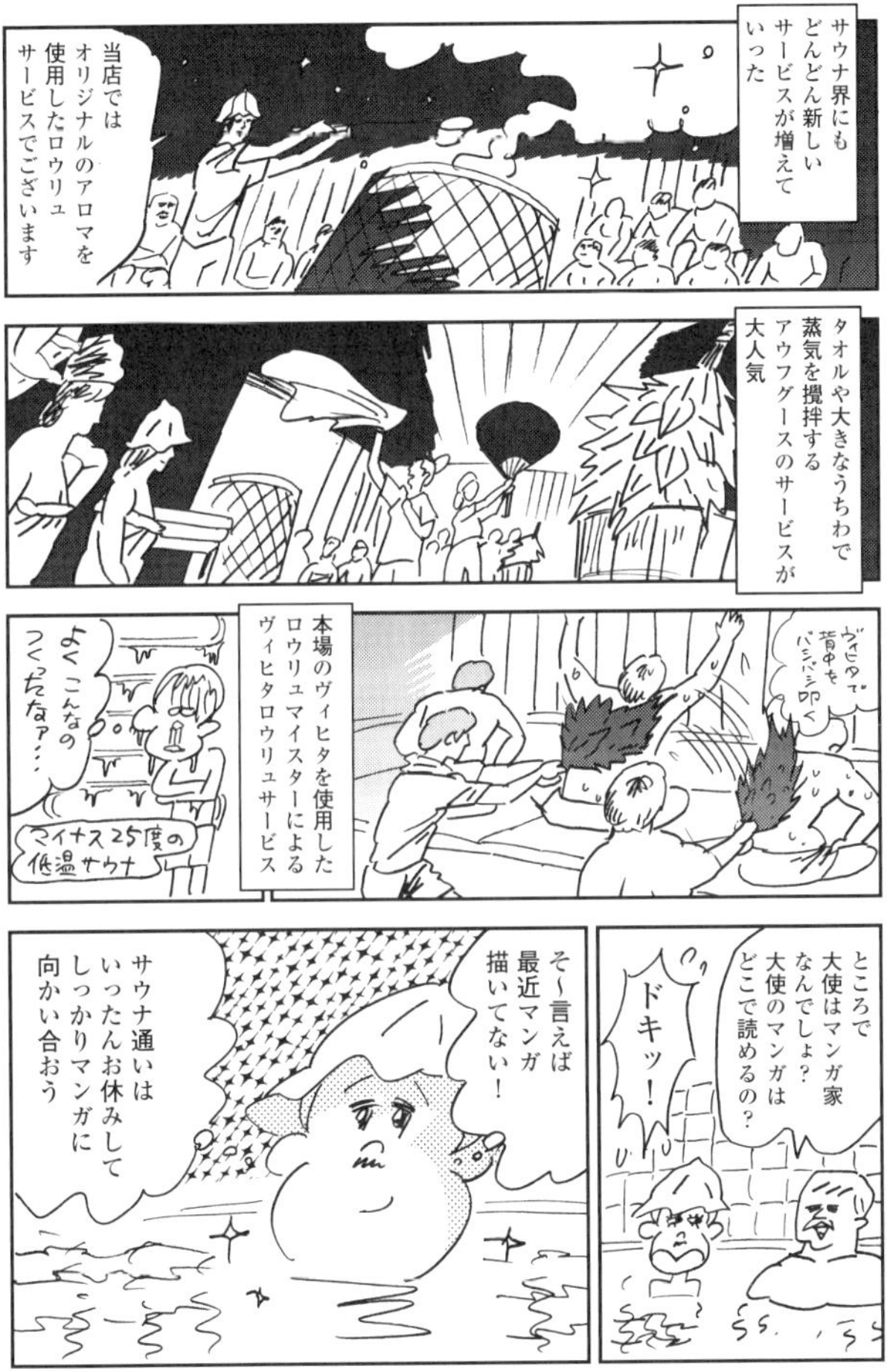
サウナ界にもどんどん新しいサービスが増えていった
当店ではオリジナルのアロマを使用したロウリュサービスでございます
タオルや大きなうちわで蒸気を攪拌するアウフグースのサービスが大人気
ヴィヒタで背中をバシバシ叩く
本場のヴィヒタを使用したロウリュマイスターによるヴィヒタロウリュサービス
よくこんなのつくったなァ…
マイナス25度の低温サウナ
ところで大使はマンガ家なんでしょ？大使のマンガはどこで読めるの？
ドキッ！
そ〜言えば最近マンガ描いてない！
サウナ通いはいったんお休みしてしっかりマンガに向かい合おう

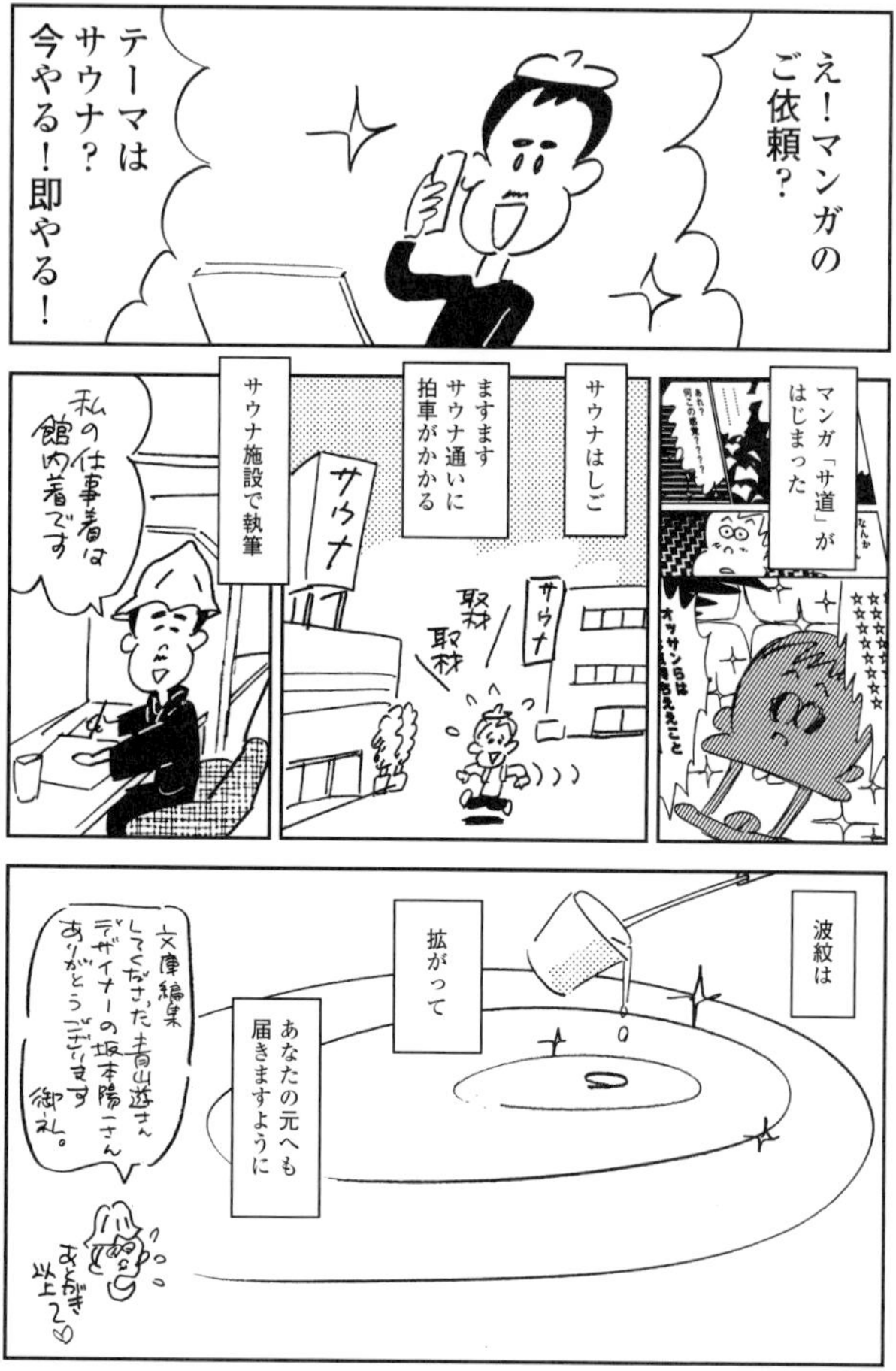
え！マンガのご依頼？
テーマはサウナ？今やる！即やる！
マンガ「サ道」がはじまった
あれ？何この感覚？？？？
なんか
サウナはしご
ますますサウナ通いに拍車がかかる
サウナ
取材
取材
サウナ施設で執筆
サウナ
私の仕事着は館内着です
波紋は
拡がって
あなたの元へも届きますように
文庫編集してくださった青山遊さん
デザイナーの坂本陽一さん
ありがとうございます
御礼。
あとがき以上で♡

本書は二〇一一年にパルコより刊行された『サ道』を、
改訂・加筆のうえ改題して文庫化したものです。

タナカカツキ―1966年、大阪府に生まれる。マンガ家、サウナ大使（日本サウナ・スパ協会公認）。1985年、マンガ家デビュー。
『オッス！トン子ちゃん』『マンガ サ道』、天久聖一との共著『バカドリル』などの作品がある。カプセルトイ「コップのフチ子」シリーズの原案を手がける。

講談社+α文庫 サ道《どう》
――心と体が「ととのう」サウナの心得

2016年9月20日第1刷発行
2021年2月15日第6刷発行

発行者――渡瀬昌彦
発行所――株式会社 講談社
東京都文京区音羽2-12-21 〒112-8001
電話 編集(03)5395-3522
販売(03)5395-4415
業務(03)5395-3615
デザイン――鈴木成一デザイン室
本文デザイン・組版――坂本陽一（mots）
カバー印刷――凸版印刷株式会社
印刷――凸版印刷株式会社
製本――株式会社国宝社

落丁本・乱丁本は購入書店名を明記のうえ、小社業務あてにお送りください。
送料は小社負担にてお取り替えします。
なお、この本の内容についてのお問い合わせは
第一事業局企画部「＋α文庫」あてにお願いいたします。
Printed in Japan ISBN978-4-06-281696-0
定価はカバーに表示してあります。

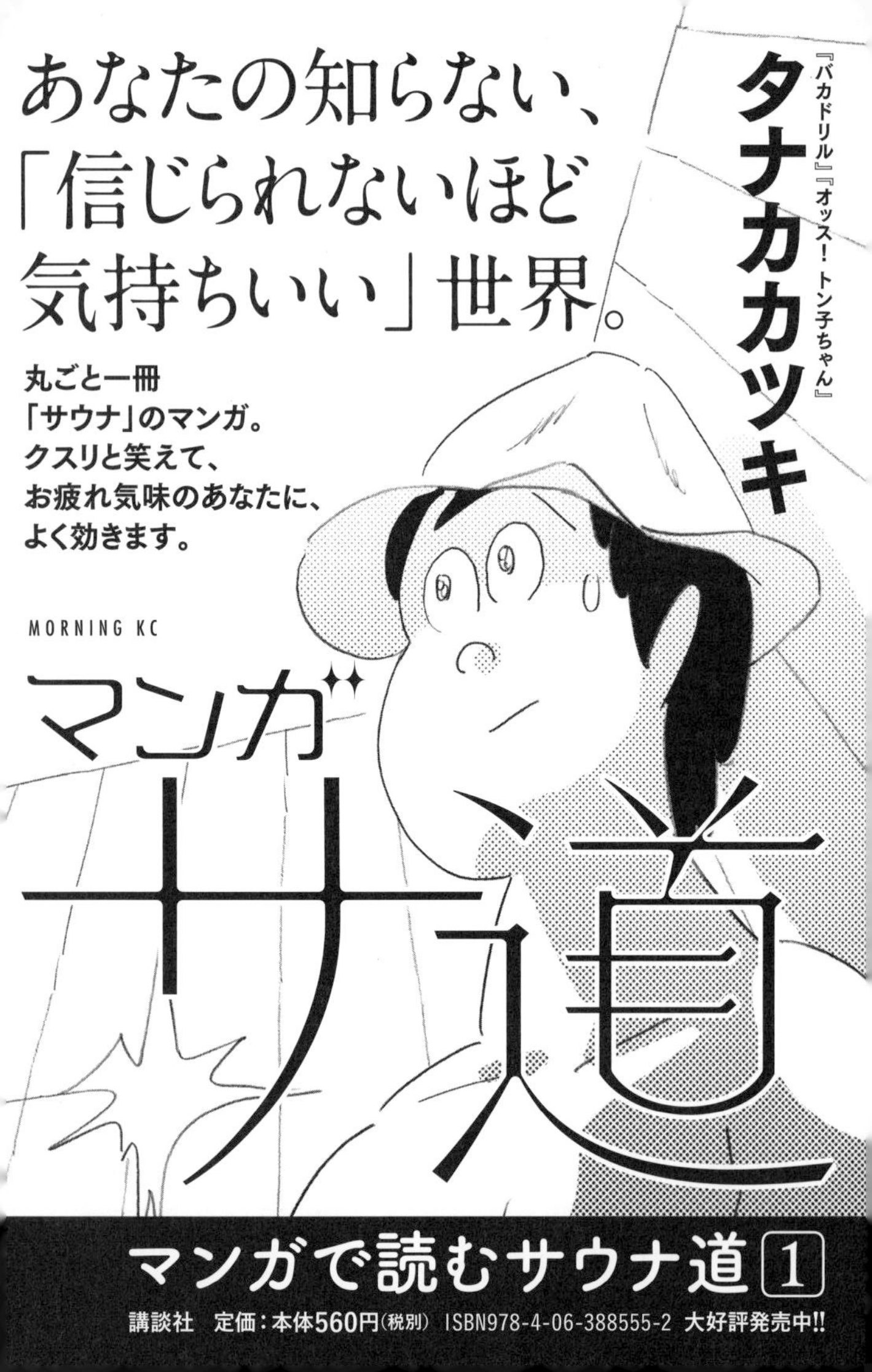
あなたの知らない、
「信じられないほど
気持ちいい」世界。
『バカドリル』『オッス！トン子ちゃん』
タナカカツキ
丸ごと一冊
「サウナ」のマンガ。
クスリと笑えて、
お疲れ気味のあなたに、
よく効きます。
MORNING KC
マンガサ道
マンガで読むサウナ道 1
講談社　定価：本体560円（税別）　ISBN978-4-06-388555-2　大好評発売中!!